PRÉSERVATION

DE

LA SYPHILIS.

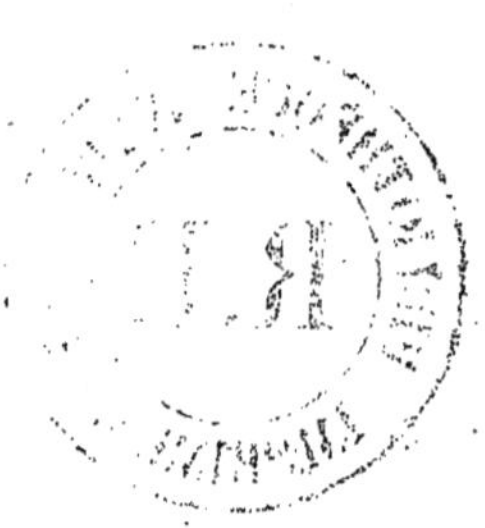

PARIS. — IMPRIMERIE DE WITTERSHEIM,
Rue Montmorency, 8.

PRÉSERVATION

DE

LA SYPHILIS

DE SON EXTINCTION DANS L'ARMÉE

ET

DANS LES MAISONS DE TOLÉRANCE.

TRAITEMENT

PRÉSERVATIF ET CURATIF

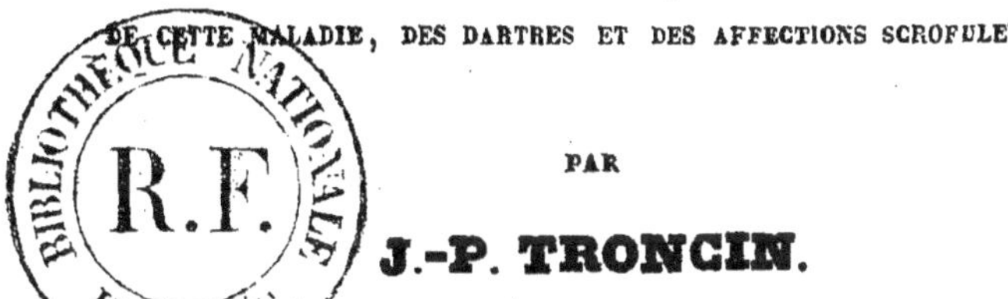

DE CETTE MALADIE, DES DARTRES ET DES AFFECTIONS SCROFULEUSES,

PAR

J.-P. TRONCIN.

DOCTEUR DE LA FACULTÉ DE MÉDECINE DE PARIS.

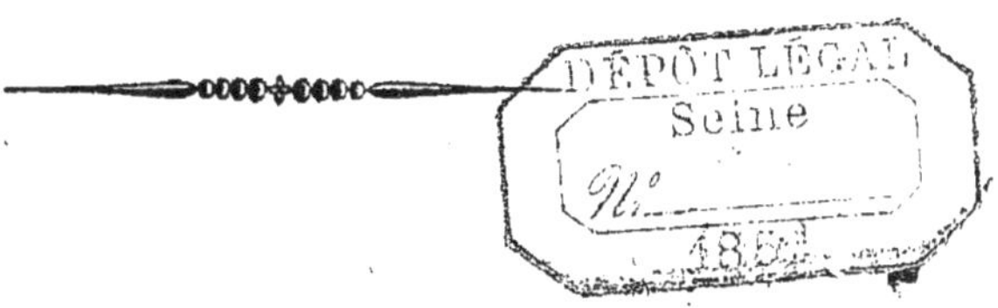

PARIS,

CHEZ L'AUTEUR, 12, RUE D'ANGOULÈME-DU-TEMPLE.

—

1851.

PRÉFACE.

Cet opuscule est écrit sous l'inspiration d'idées philanthropiques méditées depuis longues années.

L'absence autant que possible des mots techniques, démontre que je me suis spécialement imposé l'obligation de me faire comprendre du trop grand nombre de personnes qui, malheureusement, sont peu initiées aux secrets de notre art.

J'ai entrepris cet ouvrage dans l'intention de détruire ou d'empêcher les funestes effets d'une foule de préjugés et d'erreurs, tant de la part du malade que de celle du médecin. Cette détermination est le résultat de l'impression doulou reuse que j'éprouvai à mon début dans la car rière médicale. Lorsque je pus comprendre les rapports infinis de la maladie vénérienne avec le plus grand nombre des autres affections morbifiques, je considérai comme un devoir de faire tous mes efforts pour parvenir à trouver un traitement capable, sinon de l'anéantir, du moins de la rendre moins nuisible, traitement dont le résultat ne serait pas, comme la plupart de ceux connus jusqu'alors, infructueux ou plus terribles que la maladie même.

Trente ans de veilles et de travaux, suivis avec une constante persévérance, ont dépassé au-delà de tous mes vœux le but que je me proposais d'atteindre, et aujourd'hui plus que jamais, j'affirme que le virus vénérien, mis en rapport avec la lotion que je nomme antipsorosyphilide ou *eau de santé*, peut être neutralisé, détruit, si on attaque ce fléau dans sa source, dans son lieu de reproduction, dans les maisons de filles publiques. Depuis longtemps la syphilis ne devrait plus exister que de nom, et semblable à la lèpre qui a fait tant de ravages, j'espère qu'avant peu, on la regardera comme un fait rare, pour lequel l'imagination aura peine à se figurer les ravages et la généralité avec lesquels cette maladie a pu sévir.

Des oppositions de tous genres de la part des hommes de la science ne m'ont pas manqué aux publications de mes éditions précédentes. Je m'attendais aux obstacles sans nombre qui m'ont été suscités; mais ce dont je n'étais pas entièrement convaincu, c'est qu'une basse jalousie, l'esprit de système, ou la perte d'une place rendue inutile par l'extinction de ce fléau, aient pu décider des gens non sans mérite à repousser de toutes leurs forces l'emploi d'un moyen aussi important pour la santé publique. Dans cette nouvelle édition, je me suis attaché à combattre par de nombreux faits tous les faibles arguments qu'on peut m'opposer. Les nouvelles preuves sont tirées non-seulement de ma pratique, mais aussi de celle de mes adversaires.

D'après ce que j'ai avancé, ce que j'ai fait, les nouvelles preuves que je donne, la conviction de l'existence d'un agent capable de garantir de la syphilis, devient irrécusable même pour mes adversaires.

J'avouerai franchement que souvent la pensée d'attaquer seul un mal aussi généralement répandu, dont l'existence, même pour de sévères moralistes, paraît nécessaire et indispensable, m'a paru bien ambitieuse, et j'ai craint que cette tâche ne fût au-dessus de mes forces ; mais les encouragements sans nombre que j'ai reçus, m'ont laissé l'espoir que je ne lutterais pas en vain, et que l'évidence des faits persuaderait les plus incrédules.

J'ai voulu d'abord faire voir que, de tous

temps, les parties génitales ont été affectées de diverses maladies analogues à celles de nos jours, que la maladie vénérienne était très-ancienne ; qu'elle a pu être désignée sous diverses dénominations appartenant à plusieurs symptômes locaux, que de temps en temps on a constamment pris des moyens sévères pour s'en garantir.

Je me suis attaché à bien prouver l'origine de la maladie vénérienne actuelle, son analogie, dès son début, avec une foule de maladies cutanées lépreuses...

J'ai fait voir qu'elle était la conséquence de mesures barbares prises contre les Maures et les Juifs, et qu'on ne devait pas l'imputer aux Américains. J'ai donné un aperçu des effrayants ravages de cette maladie, depuis son invasion jusqu'à nos jours.

J'ai fait remarquer la singulière analogie qui existe entre les virus. J'ai démontré que rien ne peut expliquer en quoi ils consistent, et que si déjà des préservatifs existent pour plusieurs d'entre eux, pourquoi n'en existerait-il pas contre la syphilis ?

J'ai prouvé que ce n'était pas impunément qu'on bravait le virus syphilitique, que ce mot vague de virus ne désignait pas exactement la réalité du mal. J'ai fait voir avec quelle effroya-

ble facilité il peut se propager, comment il attaque les différents tissus de notre organisation,
les variétés, les anomalies sans nombre qu'il
peut subir, et comment, par sa complication, il
change les symptômes de toutes les maladies en
général, comment il les dénature et les rend
souvent méconnaissables ; j'ait fait voir l'indispensable nécessité de reconnaître cette complication, la légèreté avec laquelle beaucoup de médecins traitent cette maladie, l'insuffisance de la
plupart des traitements, et le danger qu'il y a
de la part du malade de considérer légèrement
son mal. J'ai démontré combien était absurde et
dangereuse l'admission d'une préparation uniforme, pouvant, sans aucune modification, être
employée chez tous les malades indistinctement,
telle que le rob Boyveau-Laffecteur. J'ai prouvé
qu'il ne pouvait y avoir de traitement unique,
qu'à chaque période de la maladie il doit changer, qu'il ne peut être le même pour les divers
tempéraments et les différents climats, que très-
souvent un seul traitement aussi rationnel qu'on
puisse le supposer, ne saurait suffire pour détruire entièrement les dernières racines du mal.

J'ai fait connaître l'indispensable urgence d'un
préservatif, la nécessité de considérer différemment les maisons de prostitution, l'importance

de faire de nouveaux règlements, et de quelle manière aussi les femmes publiques pourraient se purifier et se garantir.

Dans un nouveau chapitre, j'ai donné des idées sommaires sur les règlements à suivre, sur les devoirs que les dames de tolérance ont à remplir, et sur la manière certaine de garantir de toute contagion les filles publiques. Je fais ressortir le danger de l'existence de ces affreuses maisons qu'on nomme maisons de passe, et la nécessité de n'en souffrir aucune. J'indique aussi d'une manière spéciale les moyens à employer non-seulement pour empêcher toute contagion dans l'armée, mais aussi de la considérer comme exploratrice de la syphilis. J'insiste surtout sur le devoir sacré de ne pas considérer et traiter légèrement, chez le soldat, le moindre symptôme de syphilis, et l'importance pour la société qu'il retourne dans ses foyers parfaitement guéri, afin qu'on ne puisse plus dire : Il a été militaire, il a dû être malade.

Je me suis étendu davantage sur la description des symptômes de la syphilis, de manière à ce qu'on puisse parfaitement apprécier ce que l'on peut avoir et juger la gravité, l'importance des symptômes dont on peut être affecté. Je considère différemment qu'on ne l'a fait jusqu'à ce

jour, les maladies de la peau, dartres, teignes...
Je donne un nouveau mode de classification qui
facilite et simplifie beaucoup l'étude et le traitement de ces maladies.

Je regarde la publication de cet ouvrage comme
étant le devoir d'un médecin appelé à soulager
l'humanité, pensant qu'il y a autant de mérite à
préserver d'une maladie qu'à la guérir; contrai-
rement aux médecins qui pensent qu'il est dangereux pour le malade d'être initié dans l'art mé-
dical, mon opinion opposée est qu'il est bien
plus important pour chacun de nous de connaître
les causes qui peuvent ou qui doivent anéantir
notre existence, que de s'occuper de sciences futiles, ou d'études qui ne peuvent offrir aucun
avantage personnel, aucun but utile pour l'avenir. Les maladies ne seraient-elles pas en moins
grand nombre et ne seraient-elles pas généralement moins graves, si chacun de nous, comme
observateur de soi-même, pouvait servir d'adjoint au médecin, en ayant quelques idées exactes
sur les divers maux qui peuvent nous atteindre,
et sur les précautions à prendre pour les éviter ?
Ce qui me paraît inexplicable, c'est que dans les
campagnes où les médecins sont rares, on possède des remèdes, des recettes pour les bestiaux,
on connaît bien les plantes qui peuvent leur être

utiles ou nuisibles; mais, pour soi, il semble qu'on ne doit jamais être malade, on ne cherche pas même à acquérir les premières notions d'un art qui doit prévenir ou guérir les maladies dont on est menacé.

Pour faciliter les rapports du malade au médecin, je donne une espèce d'aperçu des questions qu'on doit faire dans une consultation par correspondance, et pour faciliter toute intelligence au consultant, pour lui éviter toutes recherches de mots techniques, de désignation de variétés morbides, je donne, à la fin de cette brochure, une nomenclature et une description succincte de tous les symptômes et des variétés que peut offrir la maladie vénérienne.

CHAPITRE PREMIER.

DES AFFECTIONS DES PARTIES GÉNITALES, CONSIDÉRÉES A TOUTES LES ÉPOQUES, DANS LES TEMPS LES PLUS RECULÉS, ET DU RAPPORT DE BEAUCOUP D'ENTRE ELLES AVEC LA MALADIE VÉNÉRIENNE D'AUJOURD'HUI.

Les affections des parties génitales étaient, il y a peu d'années, assez généralement rapportées à la maladie vénérienne. Beaucoup de médecins ne voulaient ou ne savaient pas faire de distinction. Aujourd'hui, c'est presque le contraire : beaucoup d'entre eux ne voient plus dans les divers symptômes de la syphilis que des affections simples, locales; d'autres donnent pour cause directe à beaucoup d'entre elles une prétendue phlogose des voies intestinales, et soutiennent leur opinion par des raisonnements qui paraissent d'abord assez spécieux, mais qui ne sauraient soutenir ni un examen approfondi, ni l'analyse exacte que comporte une vraie clinique médicale. Le médecin doit se reporter aux époques les plus antérieures, et surtout à l'invasion de cette multiplicité d'affections cutanées qui régnaient dans le moyen âge, afin de connaître plus exactement les maladies qui affectaient les parties sexuelles. Une étude approfondie y fait reconnaître la plupart des symptômes qui existent aujourd'hui, et dont quelques-unss étaient évidemment contagieux.

Les médecins grecs et romains observaient et traitaient des écoulements de diverses natures, des excroissances variées, des condylomes, des abcès, qui avaient spécialement leur siége aux parties génitales. Hippocrate distinguait diverses espèces d'écoulements chez la femme; c'est lui qui a qualifié du beau nom de fleurs blanches celui qui n'était pas contagieux. Il a donné des préceptes pour guérir les ulcères et les verrues aux parties génitales; il fait mention de la suppuration des glandes inguinales, qu'il attribuait, chez la femme, à une dégénération ou à une suppression du fluide menstruel. En se reportant même à des époques plus reculées, on voit Moïse faire des règlements et des lois sévères contre les personnes affectées d'un écoulement qu'il supposait être produit par de la semence, leur défendre toute cohabitation, les obliger de se purifier et de s'isoler pendant un certain temps.

Par ce qui précède, il est démontré que les parties génitales ont été affectées de tout temps comme elles le sont aujourd'hui. En effet, comment se pourrait-il que des parties douées d'une sensibilité aussi exquise, d'une peau aussi fine, ayant une si grande propriété pour absorber tout ce qui se trouve à leur surface, et qui sont exposées à se trouver en contact avec des sécrétions irritantes, telles que le fluide menstruel, leurs propres sécrétions, des attouchements malpropres, etc., ne fussent pas directement affectées?

Les divers symptômes observés de tout temps n'ont varié qu'en donnant des différences en intensité, par une cause épidémique quelconque. Peu importe le nom qu'on leur ait assigné, il est de notoriété que toutes les épidémies qui se sont déclarées sévissaient d'abord avec violence, se concentraient dans certaines localités, ou se propageaient dans une ou plusieurs parties du globe. Ces épidémies ont presque toujours varié dans leur durée, et si elles ont offert quelques modifications dans les symptômes ordinaires, toutes, indistinctement, après un certain laps de temps, ont fini par disparaître.

Maintenant on regarde comme une modification ou comme une nouvelle maladie vénérienne, le scheliévo, le pian, la maladie des Suédois; celle du Canada est positivement connue sous cette dénomination; les anciens, avec des idées non moins exactes que les nôtres, ne faisaient pas de semblables distinctions; mais chez eux, les bains, les ablutions étaient si souvent en usage, que les maladies des parties génitales ne s'observaient que lorsqu'une civilisation usée avait détruit toute règle hygiénique, affaibli, détérioré le tempérament par suite de débauches et de dépravation générale; encore les affections n'apparaissaient-elles spécialement que dans les lieux publics de prostitution. Mais les préceptes de l'hygiène étaient si bien observés, que, lorsqu'une circonstance atmosphérique, ou toute autre cause, développait une épidémie offrant des symptômes qui affectaient de préférence les organes de la génération, elles étaient en général de peu de durée, sévissaient plus particulièrement chez les esclaves, et ne faisaient qu'engager à multiplier l'usage des moyens qu'on employait habituellement. Hippocrate a décrit de ces épidémies et donné des règles pour éviter d'en être atteint.

Les variétés des affections morbifiques des parties génitales sont infiniment nombreuses; elles peuvent s'observer chez le même individu en plus ou moins grand nombre; elles sont susceptibles de changer de nature et d'acquérir, chez une même personne, un caractére tout opposé, par un simple changement de climat: on voit tous les jours des symptômes de syphilis, contractés dans des pays éloignés, se montrer très-bénins, rester ainsi plusieurs années stationnaires, et reparaître avec un caractére extraordinairement aigu, qu'on n'avait jamais observé, et qui ne se développent chez le malade qu'après avoir quitté ces contrées, en abordant un pays d'une zône opposée.

Existe-t-il une différence dans les symptômes qu'on observait chez les anciens peuples, même dans ceux qui effrayaient tant les Hébreux, et ceux qu'on observe aujourd'hui? Il est impossible de nier qu'il n'y en ait une, car les descriptions que nous possédons nous donnent rarement des cas mortels, tandis que nous en avons encore beaucoup aujourd'hui. Il est facile de voir la cause de cette différence, en remontant à l'époque la plus active de cette épidémie qui comptera bientôt trois siècles et demi de durée, laquelle, par ce long espace de temps, a tellement frappé les esprits qu'on croit encore qu'elle doit exister éternellement

Si on se reporte à quelques années avant l'origine de cette maladie qu'on voit naître sur la fin du xve siècle, on ne pourra manquer de s'apercevoir que les causes prédisposantes étaient alors si nombreuses qu'on pouvait annoncer, sans crainte de se tromper, sa prochaine existence et ses effrayants ravages.

Les causes sans nombre d'insalubrité publique, l'abrutissement, l'esclavage, l'ignorance des peuples, le mépris de toutes les règles hygiéniques, avaient engendré une foule d'affections cutanées, ainsi que des millions de lépreux. La prostitution la plus dégoûtante était poussée à un tel point que sur 150,000 habitants dont se composait la population de la capitale en 1470, 6,000 femmes étaient inscrites à la police comme prostituées. Comment veut-on qu'une épidémie qui frappe de tels peuples, indépendamment des ravages qu'elle peut y avoir exercés, ne laisse pas encore après elle, pour plusieurs générations à venir, l'impression de terreur dont eux-mêmes furent si épouvantés?

Ce qui aujourd'hui a donné à plusieurs médecins des doutes sur l'existence de la maladie vénérienne, c'est d'avoir peu étudié les variétés, les différences qui ont existé à divers intervalles pour la même maladie, et notamment pour les affections des parties génitales.

La syphilis, mieux soignée de nos jours, et affaiblie par le temps, doit nécessairement se rapprocher des symptômes anciennement décrits par les Grecs et les

Romains, lesquels symptômes sont bien tranchés de ceux de la maladie vénérienne, telle qu'elle a été observée lors de son apparition au xv° siècle; et si, en consultant les auteurs hébreux, grecs, romains, connus jusqu'à nos jours, on ne voit pas une épidémie prendre un caractère aussi distinctif, et se séparer ainsi de toute affection connue, de manière à exiger un traitement spécial, cela tient évidemment au peu de connaissance que nous avons des faits de ces temps éloignés, à l'incendie de la bibliothèque d'Alexandrie, et aux destructions, par les Barbares, de tout ce qui avait rapport aux arts. Si, chez quelques médecins modernes, un examen un peu léger, et, chez d'autres, le désir d'innover, de soutenir un système, ont pu leur suggérer et leur faire même discuter l'opinion qu'il n'y a non-seulement jamais eu de différence entre les affections morbifiques de ces mêmes organes, à diverses époques, et bien plus encore, nier l'existence du virus, c'est que leur comparaison ne s'est basée que sur des faits observés aujourd'hui, lesquels, il faut l'avouer, commencent à avoir beaucoup de rapport avec ceux des anciens traités que nous connaissons; mais si leurs observations s'étaient appuyées en même temps sur la maladie telle qu'elle était, non-seulement lors de son début au xv° et au xvi° siècle, mais encore au xvii° et au xviii° siècle; s'ils avaient tenu compte de toutes les variétés qui ont pu se montrer à ces diverses époques, cette opinion n'eût pas été soutenable, même par ses auteurs.

Nous pouvons donc conclure que dans tous les temps il a existé des maladies contagieuses (1) des parties génitales ; qu'elles offraient un degré d'intensité d'autant plus éminent que la civilisation avait commencé à diminuer chez les peuples ; que les affections se compliquaient des maladies existantes, et qu'elles se multipliaient sous l'influence de mœurs de plus en plus dissolues.

C'est ainsi que, lors de l'accroissement et de l'agglomération nombreuse des Hébreux, ils furent atteints de lèpres, d'arsure, d'ulcères, à un tel point que Moïse fut obligé de proscrire l'usage du porc et d'autres aliments, d'isoler ceux qui étaient affectés, et de faire des lois spéciales pour garantir le peuple de ces maladies. De semblables précautions, jointes à

---

(1) Une preuve convaincante qu'avant 1494 il existait des maladies contagieuses qui se communiquaient par le rapprochement des deux sexes, c'est un règlement que la reine Jeanne de Naples, comtesse de Padoue, fit pour les lieux de débauche d'Avignon. Ce règlement, plein de prévoyance et de mesures judicieuses, qui ne serait pas déplacé aujourd'hui, porte, article 4 ;

« La reine veut que tous les samedis la baillive (c'est ainsi qu'elle appelait les dames de tolérance) et un chirurgien préposé par les consuls visitent chaque courtisane, et s'il s'en trouve quelqu'une qui ait contracté du *mal provenant de paillardise*, qu'elle soit séparée des autres pour demeurer à part, afin qu'elle ne puisse point s'abandonner, et qu'on évite le mal que la jeunesse pourrait prendre.

des peines cruelles, furent également prises au xve siècle.

C'est ainsi que la lèpre, maladie autrefois inhérente aux pays chauds, tels que l'Égypte, la Syrie, la Grèce, acquit un nouveau caractère et mérita une nouvelle dénomination lors de la décadence des Grecs et de leur dégénération causée par leur asservissement. C'est ainsi que chez les Romains des premiers siècles du Christianisme, les affections provenant de la débauche se concentraient aux organes génitaux, au fondement, et généralement au tissu dermoïde; il en est de même de la maladie vénérienne, qui s'est propagée jusqu'à nos jours. Vit-on jamais cause morbifique plus énergique, plus effrayante que celles qui existaient au xve et au commencement du xvie siècle? La peste et la famine se succédaient sans interruption, des intempéries de saison, des variétés atmosphériques extraordinaires, de fréquents tremblements de terre, des inondations générales, une misère affreuse et presque universelle, enfin, tout le cortége hideux des calamités humaines.

CHAPITRE II.

ORIGINE DE LA MALADIE VÉNÉRIENNE ACTUELLE; SON ANALOGIE AVEC LES
MALADIES CUTANÉES, LÉPREUSES. SES EFFRAYANTS RAVAGES ET SA
MARCHE JUSQU'A NOS JOURS.

La maladie vénérienne varie beaucoup dans les descriptions qu'on nous en a données à diverses époques. Cela tient évidemment à ce que cette affection change naturellement de caractère, s'affaiblit graduellement, et qu'elle finira par disparaître tout à fait. Cela devient si réel qu'on peut pronostiquer que si elle continue à diminuer ainsi progressivement d'intensité, comme elle l'a fait jusqu'à ce jour, d'ici à deux siècles cette maladie sera entièrement éteinte.

Si on veut bien apprécier l'origine, les causes de la maladie vénérienne, il faut se reporter au xiv° ou xv° siècle surtout: l'histoire nous montre des populations malheureuses, pauvres, maladives, chez qui les maladies de la peau étaient en très-grand nombre, et offraient une foule de variétés. La lèpre étendait ses ravages sur toute l'Europe. Trente mille hôpitaux étaient destinés à recevoir les plus pauvres et les plus gravement affectés, ceux dont les membres tombaient par lambeaux.

Il y en avait dix-neuf mille pour la France seulement. Ce nombre cessera de surprendre si on réfléchit qu'alors la servitude féodale était pire que l'esclavage des anciens; que les privations de toutes sortes étaient les causes directes ou indirectes d'un nombre infini d'affections morbifiques. Que de douloureuses réflexions on est obligé de faire quand on pense que si on évalue à cent seulement le nombre des malades contenus dans chaque hôpital ou ladrerie, ainsi qu'on les appelait alors, il existait au moins, dans ce beau pays de France, deux millions de lépreux!

On remarque aussi, dans la dernière moitié du xve siècle, que des inondations générales, la peste, la famine, des épidémies de toutes sortes se succédèrent sans interruption. On voit toutes les populations plongées dans la détresse, dans une affreuse misère, par des guerres continuelles, par des exactions de toute espèce. Pense-t-on que des causes morbifiques aussi nombreuses, aussi graves, ne puissent agir énergiquement sur chacun, et prédisposer à toutes sortes de maladies? Supposez qu'à cette époque une épidémie d'affections cutanées d'un genre nouveau et inconnu se manifeste (1) : pensez-vous que ces

---

(1) Ces épidémies, qui se sont montrées dans tous les temps, se trouvent décrites dans les ouvrages les plus anciens; elles se manifestent souvent par des causes difficiles à saisir; nous en avons les preuves dans des faits relatés de nos jours, par exemple : le scherliévo s'est montré d'une manière effrayante dans l'Illyrie, en 1800. Aujourd'hui cette maladie a considérablement diminué d'intensité, et probablement, dans un temps

lépreux surtout n'éprouveront aucune modification
dans le mal qui les ronge? Croyez-vous que ces deux
maladies, affectant les mêmes parties, les tissus dermoïdes et cellulaires, pensez-vous qu'il n'en résultera pas un composé morbide nouveau, plus terrible
et plus dangereux? Ne voyons-nous pas aujourd'hui
des faits analogues se réaliser lorsqu'il y a complication de la syphilis, soit avec des dartres, le scrofule,
la gale, soit avec une foule d'affections organiques,
qui, dans ce cas, rendent la syphilis tellement mé-
connaissable, qu'il est bien rare qu'il n'y ait pas une
méprise plus ou moins funeste, quand elle n'est pas
mortelle.

Si de nos jours, où les principes hygiéniques sont
assez rigoureusement suivis, nous pouvons observer
des variétés épidémiques d'affections cutanées, certes,
dans la période de temps où il y avait dix-neuf mille
hôpitaux de lépreux ou léproseries en France, s'il
était survenu une variété morbifique, telle que le
scherliévo, ou la maladie des Suédois, ou celle des
Écossais, on concevrait sans peine que cette complication aurait dû paraître d'autant plus terrible que
la misère, la peste, la famine accablaient tour à tour
ou tout ensemble les peuples de cette époque. Une
semblable complication n'a-t-elle pas eu lieu lorsque

---

peu éloigné, elle n'existera plus que dans les descriptions qu'en
en aura faites.

Ferdinand V, dominant dans l'antique Ibérie, rendit, d'après le conseil barbare du premier grand-inquisiteur d'Espagne, le cruel et fanatique Thomas de Torquemado, cet inqualifiable décret du 31 mars 1492? Cette volonté-loi obligeait tous les Juifs de quitter l'Espagne; les biens étaient confisqués et la peine de mort infligée à celui qui resterait et qui ne se ferait pas chrétien. Cent quatre-vingt mille familles furent chassées de leur pays; leur nombre s'élevait à huit cent mille âmes. Ce fut aussi dans le même temps qu'un nombre infini de Maures s'enfuit de l'Espagne et passa en Afrique après la conquête de Grenade. Ces malheureux, repoussés de toutes parts, en Afrique, en France, en Italie, dénués de tout, devaient d'autant plus souffrir qu'alors l'usage du linge était très-restreint et peu habituel. Plus d'abri, plus de refuge, le désespoir même dans l'avenir, et la privation du plus strict nécessaire déterminèrent chez ces victimes du fanatisme une épidémie d'un genre inconnu, qui se caractérisait particulièrement par de gros boutons sur toute la surface du corps, et par d'effrayants symptômes morbifiques qu'on n'avait pas encore observés; en peu de temps il en mourut cent trente mille. La mort devenait inévitable par la privation de tout secours. Ce fut ainsi que la disparution de la presque totalité de ces malheureux rendit nulles toutes les craintes conçues sur leur croyance.

C'est donc depuis l'expulsion des Maures et des Juifs hors de l'Espagne, qu'une maladie contagieuse

fut spécialement observée dans le midi de l'Europe ;
rare d'abord, mais exerçant ensuite de grands ravages dans les lieux où existait une plus nombreuse
population, comme dans les grandes villes et les armées.

C'est par les armées que cette maladie contagieuse
se trouve transportée d'Espagne à Naples, de Naples
dans le reste de l'Italie, et de ce pays dans toute la
France. Les auteurs qui en ont décrit l'invasion en
font un tableau effrayant : en moins d'un demi-siècle,
elle a porté l'épouvante et la mort chez toutes les
nations européennes.

Dans les descriptions que nous retrouvons, et dont
la plupart sont très obscures, on remarque que la maladie vénérienne n'était considérée d'abord que comme
une modification de la lèpre : on isolait, on séquestrait les malades comme les lépreux. Les auteurs qui
en ont donné la meilleure relation, et qui ont écrit
sur la fin du xv⁰ siècle, assurent que la maladie ne
différait pas alors de l'éléphantiasis ; c'est particulièrement l'opinion de Sébastien Aquihoslus, qui l'appelait éléphantias. L'épidémie de 1493 à 1494 n'était
donc qu'une complication de diverses affections cutanées, lépreuses, constituant à un haut degré toute
l'exaspération de symptômes qui peuvent caractériser
et faire ranger au nombre des plus mortelles épidémies la maladie vénérienne.

Les symptômes qui caractérisaient cette épidémie
dès son apparition, ressemblent peu à ceux d'aujour-

d'hui : les membres s'engorgeaient et doublaient de
de volume, la peau se couvrait d'excroissances hi-
deuses, repoussantes et variées à l'infini. Des ulcères
larges, profonds, avec une suppuration sanieuse, opiniâtre, fétide et très-abondante couvraient la surface du
corps, et épuisaient le malade, sans ressource, sans aucun moyen efficace à opposer à cette affreuse affection ; le mal faisait d'horribles progrès ; les muscles se
rongeaient, les os se dénudaient, des portions de
membres se détachaient du corps. La douleur et
l'horreur d'une telle position finissait par éteindre
la vie.

Dans le commencement du XVIe siècle, les symptômes se montrèrent moins terribles. Le malade ne
voyait plus ses membres se détacher de son corps ; il
ne mourait plus partiellement, ses ulcères étaient
moins rongeants, moins profonds ; mais le malade
était toujours isolé, séquestré, et sans aucun moyen
de guérison.

Vers le milieu du XVIe siècle, les symptômes se mon-
traient plus francs et offraient un caractère plus spécial, les parties génitales étaient plus particulièrement
affectées, et ces nombreux et larges ulcères, qui rongeaient les membres, étaient moins profonds, et étaient
remplacés souvent par de gros et larges boutons de
forme pustuleuse, par des excroissances moins hi-
deuses. La maladie marchait plus lentement. Les malades, mourant moins vite, avaient le temps de pouvoir être traités ; mais une douleur nouvelle venait

compliquer ce mal affreux; cette douleur, que nous nommons ostéoscope, qui a lieu particulièrement la nuit, était au malade tout repos, tout sommeil.

A la fin du xvi⁰ siècle, le caractère de cette maladie était encore plus tranché; elle marchait encore plus lentement; les larges ulcères devenaient rares, les excroissances avaient des formes plus gracieuses; on en voyait qui ressemblaient à des fraises, d'autres à des cerises, d'autres à des choux-fleurs. On obtenait déjà des cas de guérison assez nombreux, mais la plupart des malades mouraient de symptômes vénériens sans complication. A partir du xvii⁰ siècle, les affections osseuses devinrent très-communes, le mal se portait plus spécialement aux os du nez, à la voûte palatine, aux os du crâne et à ceux sous-jacents à la peau, au tibia, au sternum; ils se cariaient, s'exfoliaient. Parvenu à ce degré, la vie n'était plus qu'une vie de douleur, la guérison impossible.

Les altérations de la peau changeaient d'aspect, les lésions morbides étaient plus nombreuses, on voyait déjà, comme conséquence de la syphilis, de ces belles roséoles, de ces syphilides si bien rendues, si admirablement décrites par Alibert. Malgré cela, même répulsion pour les syphilitiques; ils n'étaient plus menacés de la roue ni du gibet; mais cette maladie était tellement en horreur que peu de médecins l'étudiaient, et encore moins osaient dire qu'ils soignaient un vénérien. Aucune mesure, aucune précaution n'était prise envers les filles publiques; et, si cette maladie est restée latente, stationnaire pendant un siècle, on doit l'attribuer à la honte que chacun craignait de voir déverser sur soi en s'occupant de cette maladie.

Ce n'est que depuis environ quatre-vingts ans qu'on s'est sérieusement occupé de bien l'observer. Swedior en a montré courageusement l'exemple, et c'est de cette époque que le traitement de cette maladie fut arraché des mains des empiriques, qui, presque seuls jusqu'alors, en avaient eu le quasi-privilége. Aussi, la maladie, mieux soignée, n'a plus offert que rarement des symptômes désespérants, incurables. Son intensité devient moindre chaque jour, et aujourd'hui on est trop certain des moyens de guérison qu'on peut employer, on ne s'en effraie pas assez.

CHAPITRE III.

DU VIRUS VÉNÉRIEN EN PARTICULIER, ET DU VIRUS EN GÉNÉRAL ; POSSIBILITÉ DE LES NEUTRALISER ET DE LES DÉTRUIRE TOUS SANS EXCEPTION.

L'existence du virus vénérien, mise en doute, il y a quelques années, par divers médecins, a été constatée d'une manière bien funeste pour quelques-uns. Rien n'est plus facile que d'établir un système quelconque, mais la pratique vient souvent détruire l'opinion théorique qui paraît la mieux fondée. C'est ce qui est arrivé à plusieurs praticiens, ainsi qu'à des élèves trop zélés. Voulant prouver la non-contagion, ils s'inoculèrent du pus provenant d'un chancre ou d'un écoulement blennorhagique ; il s'ensuivit des symptômes qui, de simples d'abord, devinrent bientôt très-graves, par le manque d'un traitement anti vénérien sévère, rationnel ; ils prouvèrent ainsi que la syphilis était évidemment contagieuse. Cette incrédulité coûta la vie à plusieurs d'entre eux. Pourquoi vouloir récuser une action aussi manifeste que celle qui est le résultat d'une affection vénérienne? Pourquoi mettre en doute des faits qui se prouvent d'une manière si caractéristique, faits reconnus depuis si longtemps, et qui offrent de si tristes conséquences?

L'inoculation a été tentée par plusieurs médecins ; les uns ont réussi, d'autres n'ont obtenu aucun résultat. Ces derniers ont cru, en s'appuyant de cette non-réussite, devoir nier la contagion. Ils n'ont saisi que cette idée, sans réfléchir qu'il n'est aucune règle sans exception, que beaucoup de personnes peuvent s'exposer impunément et ne sont pas susceptibles de contracter cette maladie ; on n'a pas même tenu compte de l'état d'éréthisme des parties, lors du rapprochement des deux sexes, comparativement à l'état de l'individu soumis à leur expérience.

Si le nombre des virus énumérés jusqu'à ce jour peut se restreindre ; si, dans cette hypothèse, on peut douter de l'existence du virus rabiéique, dartreux, scrofuleux, certes, il n'en est pas de même du virus vénérien, qui se démontre tous les jours par des faits si évidents, si déplorables. Il faut bien qu'il existe un agent spécial, unique, pour occasionner, chez un plus ou moins grand nombre de personnes, diverses altérations organiques offrant toujours le même mode d'action, de reproduction, et le même résultat, malgré la différence des tempéraments, des âges, des sexes. Cette existence n'est-elle pas prouvée par l'action des moyens thérapeutiques qu'on a l'habitude de lui opposer, qui, souvent, sont indistinctement les mêmes pour tous les tempéraments? La dose seule pouvant changer, le mercure, sans préserver, comme le vaccin, n'a-t-il pas la propriété de détruire le virus presque dans tous les cas, quand il est prescrit par un praticien attentif et par un habile observateur? Comment expliquer un phénomène si extraordinaire sans admettre l'existence d'un corps, d'un fluide pondérable ou impondérable, susceptible aussi d'être modifié ou détruit, et auquel on donnera le nom, soit de virus, soit d'acre (Corvisart), ou tout autre, peu importe, car il est d'autant plus difficile de le qualifier que nous avons plus de peine à nous en rendre raison; n'est-ce pas en lui que consiste la contagion? Cette contagion n'a-t-elle pas eu des phases terribles, phases qui auraient dû faire changer de système les partisans de la non-contagion et de la non-virulence, s'ils avaient reporté leurs pensées à ces diverses époques?

Mais, devons-nous réfuter l'existence du virus syphilitique, par le seul motif que nos faibles facultés ne peuvent pas plus s'en rendre compte que les auteurs de l'antiquité ne pouvaient s'expliquer le phénomène de l'électricité? Jusqu'à ce jour, c'est pour nous comme l'infini, comme l'incommensurable. Avouons franchement que nous ne pouvons le comprendre, et que nos connaissances sont encore loin d'avoir acquis l'étendue nécessaire pour apprécier, définir mathématiquement un pareil sujet.

Soyons aujourd'hui satisfaits de nous garantir de ce fléau si terrible encore; sachons nous contenter d'avoir trouvé le moyen de le détruire partout où il est, et surtout de pouvoir le braver impunément; car ce fléau, qui n'était susceptible que d'être exaspéré ou tout au plus modifié, peut aujourd'hui être détruit dans toutes les circonstances. Pourquoi cette destruction n'aurait-elle pas lieu dans la maladie vénérienne, puisque les mêmes faits, les mêmes phénomènes ont lieu dans les cas que nous allons examiner et comparer au virus syphilitique?

A l'aide de diverses modifications atmosphériques, inappréciables jusqu'à ce jour, il arrive souvent que la cause déterminante de la variole se multiplie, se propage avec une surprenante facilité; que des épidémies se déclarent et ravagent des provinces entières. Avant la vaccine, la terreur était générale; la contagion avait et peut encore avoir lieu par contact immédiat et médiat. Les symptômes étant constamment les mêmes, il est bien permis de qualifier cette cause inconnue, qui reproduit ainsi toujours les mêmes faits, de ce nom vague de *virus*. Eh bien ! cet être si terrible, si effrayant, est aisément détruit par un autre corps aussi indéfinissable que lui. Présentement on ne le redoute plus, on s'en garantit par la vaccine. Mais expliquez-nous ce que c'est que le virus vaccin, qui a la propriété d'en neutraliser un autre, tous vos raisonnements tomberont dans le vague et n'auront rien de concluant.

Cette belle liqueur claire, limpide, d'une teinte à peine jaunâtre, d'une saveur douce, inodore, un peu plus épaisse que l'eau, légèrement gluante, qu'on trouve dans une petite vésicule située sous les deux dents incisives de la mâchoire supérieure de la plupart des reptiles, ne serait-elle pas mieux nommée virus que poison animal, venin (1)?

Inoculé par la morsure de l'animal ou par le moyen d'une lancette, d'un poignard ou d'une lance, il tue promptement, quelquefois en cinq minutes, pour le boa, l'ammodyte et le serpent à sonnettes ; chez d'autres reptiles, il agit au bout d'un temps plus ou moins

---

(1) Les incisives de la mâchoire supérieure de ces reptiles sont mobiles, demi-articulées, plus petites, et perforées dans leur milieu d'un petit canal qui les parcourt dans toute leur longueur. L'animal, dans sa colère, redresse ses dents ; alors la base repose sur la vésicule, et lorsqu'il mord, celle-ci se rompt ; la liqueur qu'elle contient se trouve ainsi distillée dans la plaie faite par la piqûre des dents.

long; mais il affecte toujours l'économie animale, selon que le fluide distillé dans la plaie, par le petit
canal situé au milieu de la dent, provient d'un serpent plus ou moins fort, ou que l'animal mordu offre
plus ou moins de vie ou d'irritabilité; dans tous les
cas, les conséquences en sont terribles.

De même que les virus vénérien et variolique, ce
poison n'offre-t-il pas toujours les mêmes résultats,,
N'est-il pas uniforme dans son action, également indéfinissable dans ses propriétés même chimiques? Et
bien, cet agent si terrible, si effrayant, est détruit,
rendu nul, avec une facilité qui tient du prodige, par
la plante nommée *guaco*, comme la variole l'est par
le vaccin. N'est-il pas permis de nommer cette plante
son préservatif, puisque la morsure du serpent à sonnettes lui-même est sans action, lorsqu'on a soin d'en
manger aussitôt après la blessure, et d'en verser le
suc sur la plaie?

On a pu révoquer en doute l'existence du virus rabiéique... Mais celui du serpent boa et des autres reptiles n'est que trop réel. La cause est palpable; elle produit constamment les mêmes effets. Puisque les anti-
contagionistes ne savent ce que c'est, ils devraient
au moins ne point obscurcir la science, mais plutôt
essayer de la rendre intelligible, et ne pas contester
la signification d'un mot qu'ils ne peuvent et ne sauraient remplacer (1).

---

(1) Que dire d'un auteur moderne, l'un de nos plus savants

Si ce terrible poison, capable de donner la mort en cinq minutes, peut devenir sans action par un moyen aussi simple et aussi miraculeux, je ne vois pas pourquoi il ne pourrait exister un agent également capable de neutraliser le virus vénérien.

Le boa, le serpent à sonnettes rampent sur la plante qui rend leurs morsures sans danger. Le vaccin s'est trouvé sur les parties, sur le tissu qu'affecte la variole. Pourquoi n'existerait-il pas un préservatif de la maladie vénérienne?

Existe-t-il un virus rabiéique?

Je ne le crois pas; on peut hardiment classer cette maladie parmi les névroses. Je fonde cette opinion sur ce que cette terrible affection n'existe pas partout: ainsi, dans la plus grande partie de l'Asie, ce mal est inconnu. En Égypte même, à Constantinople, où la plupart des chiens n'ont pas de maîtres, on ne l'observe pas, elle n'est même connue que de nom, dans nos possessions d'Afrique ; le fait suivant prouve qu'on ne doit considérer la rage que comme une névrose. Un chasseur étant mécontent de son chien, le corrige. Le chien saute sur le chasseur, le mord et

anti virumanes, qui ne veut pas admettre la contagion du virus vénérien; et qui cite un fait rapporté dans Vigaroux, où six jeunes gens communiquant avec une jeune fille, tous six furent plus ou moins malades; il est vrai que plus loin il dit que la contagion n'est pas une preuve de virulence : chose étrange et difficile à expliquer.

s'enfuit. Le maître, refléchissant que son chien était d'un naturel, doux et obéissant, ne peut s'expliquer son aggression que par la rage. Huit jours après, des symptômes d'hydrophobie se déclarent, et le quinzième jour, il était près de mourir dans des accès de rage effrayants, quand le chien rentra au logis, sauta sur le lit de son maître et lui fit mille caresses. Quarante-huit heures après le malade était sauvé et bien portant, il était cependant sur le point de mourir de la rage la plus caractéristique; son esprit rassuré, il fut immédiatement guéri. La rage n'est donc qu'une maladie nerveuse. Il n'existe donc pas de virus rabiéique.

Il n'y a point de virus dartreux : cette maladie n'est dans la plupart des cas, qu'une conséquence de la maladie vénérienne contractée par l'individu même, ou provenant de famille. Une dartre n'est pas positivement contagieuse, elle ne vicie le sang que par un contact habituel, des rapports constants et après un laps de temps assez long. L'individu le plus sain se détériore, s'annhile par sa cohabitation constante avec un individu dartreux.

On peut en dire autant du cancer, qui n'est, lui-même, que la conséquence positive d'une maladie vénérienne mal soignée, ou d'une prédisposition innée. Le chagrin, les peines ne sont que des causes déterminantes. Le cancer par excès de sagesse est un cas infiniment rare.

Ainsi, ce qu'on appelle virus dartreux, rabiéique, cancéreux, ne mérite pas ce nom; il ne leur a été

donné qu'en raison de ce que les affections qu'il désigne ont la propriété d'attaquer indistinctement
toutes les parties du corps ; mais, comme tout virus
admet, en principe, sa contagion immédiate et que
rien n'est moins prouvé que celle de ces dernières
maladies, on peut, je crois, hardiment leur ôter la
qualification d'affections virulentes.

On peut donc aujourd'hui dire que chaque virus a
son préservatif, son antidote.

Si nous ne pouvons nous expliquer leur manière
d'agir, nous sommes au moins certains de leurs effets,
et nous avons l'intime conviction que ces germes sans
fin de maladies, ces causes destructives de l'espèce
humaine, ne sont plus à redouter, et que, par les
nouveaux moyens thérapeutiques que nous indiquons,
une foule de maladies disparaîtront du volumineux
catalogue de nos innombrables infirmités. L'enfant
ne pourra plus reprocher à ses parents de lui avoir
donné un sang impur et une vie de souffrances ; et
l'inquiétude, le dégoût, la crainte et souvent le remords ne viendront plus empoisonner les plus douces
sensations de la vie.

CHAPITRE IV.

PROPAGATION DU VIRUS SYPHILITIQUE ; FACILITÉ AVEC LAQUELLE IL SE COMMUNIQUE, MÊME SANS RAPPROCHEMENT DIRECT.

Le virus syphilitique peut sévir chez tous indistinctement ; il peut se communiquer à tous les âges ; l'enfant, avant sa naissance, le contracte dans le sein même de sa mère ; il peut puiser la mort avec la vie chez une nourrice impure.

Dans tout le cours de notre vie, c'est le germe du mal et de la destruction qui plane sur nous. Bien souvent, par l'évidence de méfaits irrécusables, il détruit les plus douces illusions. La confiance, le bonheur se trouvent remplacés par un avenir de maladies, de douleurs, de regrets et de remords, quand il ne vient pas éteindre ceux qu'il a frappés ; la débilité, l'impuissance d'un vieillard n'empêchent pas le virus d'agir avec presque autant d'énergie que chez un adulte, par le simple rapprochement, le simple frottement des parties génitales.

M. G. gagna une blennorrhagie. Traité par des antiphlogistiques, du copahu, les symptômes disparaissent. Il se marie deux mois après ; sa femme fit d'abord quatre fausses couches consécutives, accoucha cinq fois heureusement ; ses enfants se portaient plus ou moins bien, ils n'avaient rien en apparence, mais ils étaient chétifs et souvent affectés d'ophthalmies purulentes : aucun ne put vivre plus de dix mois. Consulté, je prononçai hardiment l'infection du père et de la mère. Tous deux suivirent un traitement rationnel; depuis, cette dame devint enceinte trois fois, mit au monde des enfants robustes, sans maladies, qui se portent bien aujourd'hui, huit ans après le traitement.

Ce fait prouve à l'évidence l'infection des enfants dans le sein même de la mère.

M. M. n'avait jamais eu ni maladie vénérienne ni dartres et jouissait d'une santé parfaite. Il se marie à vingt-six ans avec une jeune personne de dix-huit, qui ne lui cédait en rien sous le rapport de la santé. De cette union naquit un enfant on ne peut mieux portant, sans aucune apparence de maladie; on le confia à une belle jeune nourrice. Six mois après, cet enfant maigre, décharné, couvert de pustules sur tout le corps, offrait peu de chance de vie. La nourrice avait perdu son teint de fraîcheur et de santé, elle était maigre, la peau terreuse, et à l'examen, je découvris une trentaine de choux-fleurs au pourtour de la vulve. Cette malheureuse avait eu des rapports, cinq mois avant, avec un homme atteint d'une blennorrhagie : il s'ensuivit d'abord des pustules humides et un écoulement abondant; mal soignée, l'infection devint bientôt générale chez elle et chez l'enfant.

Je conseillai aux parents de ne pas changer cette nourrice, qui par nécessité se soumettrait aux exigences nécessaires pour traiter l'enfant par la nourrice. L'un et l'autre, deux mois après, étaient parfaitement guéris. Cette observation, ainsi qu'une kyrielle d'autres, démontre évidemment que la nourrice peut être ou devenir un foyer d'infection pour son nourrisson.

M. V..., âgé de soixante-dix-huit ans, avait peine à renoncer à de vieilles et douces habitudes. Depuis quelques années les érections étaient à peu près nulles; malgré cela il conservait encore des rapports galants; la personne qui se soumettait à ces besoins d'instinct avait de son côté d'autres relations. Des symptômes d'irritation aux parties génitales se manifestent chez elle; elle n'en conçut la gravité que par les reproches du vieillard qui venait de contracter cinq chancres syphilitiques peu étendus, mais bien caractéristiques; un traitement prompt et efficace ne leur permit pas de se développer. Cet homme depuis quelque temps n'avait pas eu d'érection possible, il n'y avait donc eu qu'un simple frottement.

Le fœtus peut se vicier dans le sein de la mère: alors il communique constamment la maladie à la nourrice d'une manière plus ou moins grave. Il arrive souvent au fœtus d'être affecté des mêmes symptômes qui peuvent exister chez son père et chez sa mère. Un ancien militaire avait au voile du palais un chancre vénérien qu'il négligeait; sa femme mit au un enfant ayant un chancre au voile du palais à la place même où celui de son père existait.

Si la femme contracte une maladie vénérienne quelques jours avant d'accoucher, l'enfant ne restant pas assez de temps dans son sein pour que le virus vénérien puisse infecter généralement toutes les parties du corps de la mère, cet enfant alors viendra sain, mais il ne le sera pas longtemps, car il est presque impossible qu'il ne contracte pas le mal au passage, lors de l'accouchement.

On observe dans ce cas, peu de jours après sa naissance, des pustules à la surface de son corps, spécialement aux parties supérieures et internes des cuisses, au pourtour du fondement; elles sont quelquefois en grand nombre; le plus souvent, c'est une inflammation rebelle de la conjonctive et des paupières, qu'on a l'habitude de prendre pour *un coup d'air*. Plus tard la face se couvre de boutons, de petites pustules se déclarent aux lèvres et dans l'intérieur de la bouche, qu'on confond assez ordinairement avec des aphthes, et que les bonnes femmes appellent *le chancre*.

Le virus vénérien ne sévit pas toujours avec violence : souvent très-lent dans son action, il se manifeste d'une manière imperceptible, non par des symptômes syphilitiques extérieurs, mais bien par une altération générale du système organique.

Ne voit-on pas tous les jours une jeune femme unié avec un homme dans la force de l'âge, lequel a contracté, à une époque plus ou moins éloignée, une syphilis dont il a été mal guéri, chez qui cependant l'examen le plus minutieux ne pourra rien faire découvrir, parce qu'il dominera le mal par l'énergie de ses forces vitales ; ne voit-on pas, comme on l'observe généralement, cette jeune femme en éprouver une influence extraordinaire? D'abord elle maigrira, son

teint sera pâle, deviendra légèrement jaunâtre, quelquefois plombé, terreux, fleurs blanches en plus ou
moins grande quantité ; si elle était dans l'habitude
d'en avoir, elle en sera accablée ; elle éprouvera des
maux d'estomac, des lassitudes, des défaillances ; ses
digestions pourront être un peu laborieuses, ses yeux
se cerneront, elle cessera de prendre de l'embonpoint,
quoique l'appétit le plus souvent ne soit pas dérangé ;
souvent des boutons d'un caractère presque insigni-
fiant se manifesteront sur plusieurs parties du corps,
spécialement à la figure, ainsi que des démangeaisons,
des échauffements aux parties génitales, plus ou
moins incommodes ; quelquefois enfin, des symptômes réels. Quoique les fonctions paraissent se faire
avec assez de régularité, il survient cependant tôt ou
tard un dégoût, une lassitude, une inquiétude, un
malaise général, vague et indéfinissable. Chez quelques-unes, ces souffrances, légères d'abord, se changent bientôt en douleurs qui, sans avoir positivement
le caractère vénérien, se confondent avec celles qu'on
nomme rhumatismales ; lors du changement des
saisons, aux diverses variations atmosphériques, elles
deviennent, chez beaucoup d'entre elles, insupportables. Le tempérament s'affaiblit considérablement,
et si, dans un tel état de choses, il se manifeste une
épidémie, c'est toujours d'abord sur ces personnes
qu'elle sévit avec le plus de violence et chez lesquelles
les désorganisations sont les plus fortes. Mais s'il n'y
a pas d'épidémie, et qu'on se trouve atteint d'une

maladie quelconque, supposez une inflammation
organique, malheur alors au malade si le médecin ne
sait pas reconnaître cette complication souvent difficile à deviner.

Dans cet état de complication, celui-ci sera étonné
de la persévérance des symptômes, de la marche
effrayante de cette maladie, et, tout en ayant bien
suivi les indications de son art, il voit fréquemment
son malade frappé de mort au moment où il s'y at-
tendait le moins et dans des cas qui ne lui sembleront
nullement mortels. Il se demande encore longtemps
après quelles peuvent être les causes qui sont venues
lui arracher ce malade quand toutes ses probabilités
scientifiques lui promettaient un succès certain. Le
médecin qui aurait peu l'habitude d'observer con-
fondrait d'autant plus facilement, que l'ouverture du
cadavre offre rarement une altération caractéristique.
Ceci arrive même à des médecins d'un haut mérite:
ils citent alors ce cas comme extraordinaire, incompréhensible; s'il se renouvelle, ils le classent parmi
les anomalies.

Il n'est plus possible de considérer la maladie vénérienne comme une maladie inflammatoire simple,
depuis que la mort, suite de quelques expériences,
est venue détruire cette funeste idée systématique, et
surtout depuis que le plus habile novateur n'a point
hésité à déclarer en nombreuse assemblée, *que
les théories ne sont rien, que les faits sont tout.* Il
n'est pas permis au médecin de passer légèrement

sur des causes aussi graves, dont les effets se font ressentir dans tous les temps et à toutes les époques de
la vie ; aujourd'hui surtout, que des observations po-
sitives constatent l'infection presque générale de la
population des grandes villes , surtout des grandes
villes manufacturières ou des ports de mer. Cette
quantité est réellement effrayante. En 1840, le maire
de la ville de Nantes, étonné des ravages de cette maladie, fit constater après beaucoup de recherches, par
le docteur Gueppen, que, dans les centres manufacturiers très-populeux, il y avait un vénérien sur trois
non mariés. Dans un autre corps d'état plus soigneux,
un sur quatre, et, parmi les étudiants, un sur six.
Cela est peu rassurant pour les habitants de Nantes,
mais cela est réel et n'a rien d'exagéré : on doit attribuer cette multiplicité, en partie aux marins, qui, à
la suite de maladies contractées dans les pays chauds
et imparfaitement guéries, rentrent en France.

Dans les régions tropicales, la maladie vénérienne
est moins à craindre ; l'abondante transpiration cutanée rend le traitement plus facile , les symptômes
moins graves : mais à sa rentrée en France, le malade
qui se croyait guéri , est bien étonné de voir sa maladie reparaître avec des symptômes plus sérieux que
ceux qu'il avait primitivement auparavant.

L'habitude des marins est, aussitôt qu'ils touchent
terre, d'assouvir leur appétit vénérien avec frénésie ;
rien ne les arrête, pas même le mal qu'ils ont ou qu'ils
peuvent gagner. On peut juger du résultat. Le nombre

des vénériens parmi la classe ouvrière est plus considérable à Lyon et dans les grands centres manufacturiers. Il y a à Paris un corps d'état qui est remarquable par le nombre de malades qu'il peut offrir. Je puis hardiment affirmer que sur trois femmes ou filles, une au moins est malade ; qu'on me permette de ne pas le nommer dans cet ouvrage. En Angleterre, c'est pis encore ; dans ces grandes réunions d'ouvriers où le salaire est peu élevé, la maladie vénérienne a un puissant auxiliaire dans la misère, la débauche et la dégradation. Cela est à un tel degré que, lorsqu'il arrive que ces malheureux sortent et se montrent en nombre pour une démonstration quelconque, on est frappé de terreur en voyant cette multiplicité d'individus dont la misère et la souffrance se révèlent par des corps maigres, à face décharnée, un teint pâle jaunâtre, terreux, des yeux caves enfoncés dans leur orbite, enfin un ensemble de figure qui n'offre au médecin observateur que privations et maladies.

Le mode de propagation le plus terrible est celui par l'armée : les officiers et sous-officiers se soignent assez bien ; mais le soldat qui contracte une maladie cherche généralement à la cacher, il se traite fort mal s'il est en campagne surtout. Le plus ordinairement les symptômes disparaissent, mais le principe du mal reste. Il rentre dans ses foyers avec un sang vicié, et, en se mariant, il donne à sa femme, pour présent de noce, un avenir de maladie et de souffrance, la perte de ses enfants ou le rachitisme, le scrofule, des dartres pour ceux qui pourront survivre. Généralement, dans le monde, lorsqu'il s'agit de maladies de ce genre, si l'individu a servi, on doute peu, on dit : Ah! il a été militaire !

 L'influence de cette affection dégénérée est telle, elle agit d'une manière si funeste sur toute la génération présente, qu'elle semble en arrêter l'accroissement et le développement. Le fait est si exact, que le gouvernement s'est vu forcé de diminuer l'exigence, ou le cens de la taille des jeunes gens appelés pour la conscription. Depuis bien des années, le nombre de ceux qui sont susceptibles d'être réformés d'après les règlements devient si élevé qu'on est obligé de considérer comme bons des individus petits, rabougris, ceux qui ne sont atteints que de légers vices de conformation ou de difformités peu apparentes. Il est un fait digne de remarque, c'est que dans les grandes villes spécialement, il est des quartiers où l'on arrive à peine au nombre d'hommes exigé pour le recrutement. La moitié, quelquefois plus, se trouve dans le cas de la réforme ; la raison est que la plupart sont affectés, dans leur enfance, d'une variété infinie de symptômes désignés sous le nom de gourmes, de teignes, d'engorgements glanduleux, de rachitisme, de scrofules, de croûtes laiteuses, de croûtes sèches, de carreau. Toutes ces affections disparaissent cependant très-bien par l'emploi d'un bon traitement, parfaitement suivi, et qui ne laisse jamais de traces ; mais on est obligé, pour cela, de remonter à la cause prepière, et souvent les souvenirs en sont si amers, et les conséquences si graves, qu'on a peine à s'y arrêter. On accepte difficilement un reproche de conscience, et on saisit avec empressement toute idée, toute version qui tend à vous décharger d'une aussi affreuse responsabilité.

Ces maladies ne se manifestent jamais chez des enfants dont les parents n'ont participé en rien à nos habitudes de ville, ou du moins qui ont su s'en garantir, ou enfin qui ont été parfaitement guéris. Il est bien évident que toutes ces affections ne peuvent que retarder et empêcher la croissance de l'enfant.

On a vu qu'un homme infecté, n'ayant même aucune apparence de symptômes extérieurs, empoisonne, tue une jeune femme avec laquelle il cohabitera habituellement. Il en est de même pour un jeune homme sain, qui aura des relations avec une femme au teint pâle ou ayant des petits boutons sans apparence morbifique, répandus sur toute la figure, offrant souvent à leur base une coloration en rouge plus ou moins foncé de la peau. Cependant un examen attentif des parties génitales externes chez cette femme ne démontrera rien de positif, sinon des fleurs blanches en plus ou moins grande quantité, ayant quelquefois une odeur forte, laissant sur le linge des taches jaunes, ou jaune légèrement verdâtre, et souvent bordées d'un cercle un peu brunâtre à la circonférence. Si, au moyen d'un *speculum*, on fait un examen approfondi des parties génitales internes, on aperçoit souvent au col de la matrice de petites végétations, de légères ulcérations, ou tout au moins de petites exulcérations qui dévoilent le principe morbide caché, cause de tous ces désordres, lesquels, à leur tour, influeront chez cet homme qu'on verra maigrir, devenir faible, et passer par les phases décrites au tableau que nous venons de tracer tout à l'heure pour la femme; mais il résistera mieux, par la raison que l'homme est ordinairement doué d'une constitution plus robuste.

Des faits assez nombreux prouvent que sans rapprochement immédiat, il suffit de coucher avec une personne infectée pour être atteint de la syphilis. Une domestique affectée d'un écoulement vénérien très-abondant communiqua ainsi la maladie à deux jeunes filles de huit à dix ans, pour avoir couché huit jours seulement avec ces enfants.

M. N..... n'avait jamais eu d'affection vénérienne. Pendant un voyage à Lille, il eut l'imprudence, dans dans une auberge, de se servir de la pipe d'un de ses compagnons de voyage. Trois semaines après, il avait deux chancres au bord droit de la langue, un au bord gauche et deux sur la face interne de la lèvre inférieure.

Une observation récente prouve que la matière virulente, introduite à plusieurs reprises dans les substances alimentaires, produit le même résultat que ci-dessus. Ce moyen est employé depuis longtemps dans les colonies par les nègres, pour se venger de leurs maîtres. Rien de plus facile que de communiquer une infection *immédiate* au moyen d'une petite plaie, d'un ulcère ou même d'une légère égra-tignure.

Une sage-femme de Londres, ayant un petit ulcère au doigt, communiqua la maladie vénérienne, en pratiquant le toucher, à plus de quarante femmes, avant qu'elle fût instruite du vrai caractère de cette ulcération.

Un confrère, persistant à nier l'action du virus dans un cas analogue, fut victime de son entêtement et de son incrédulité, il fut malade deux ans et mourut.

La matière virulente produite par un écoulement vénérien, et simplement déposée sur les bords de la lunette d'une fosse d'aisance, suffit pour donner une infection à la personne qui peut survenir immédiate-ment, si toutefois, cette matière virulente correspond directement aux parties les plus délicates et les plus absorbantes des organes génitaux.

Feu M. Cullerier perdit un œil en ouvrant un bu-bon à une femme; le pus ayant jailli avec force sur cet organe, l'inflammation sévit avec tant de violence, qu'on fut obligé de l'ouvrir et de le vider pour pré-venir des accidents mortels. Un peu de cette matière déposée sur le bord des paupières ou des lèvres, oc-casionne une ophthalmie vénérienne ou un chancre vénérien.

C'est ainsi que, par le simple frottement des pau-pières de l'œil droit, après le pansement d'un bubon largement ulcéré, je contractai, il y a dix-neuf ans,

une ophthalmie qui parvint, en quarante-huit heures, à un tel degré d'intensité, qu'on put craindre la
perte de l'œil malade. Il y avait impossibilité de souffrir la moindre lumière, les douleurs devinrent intolérables, l'inflammation commençait évidemment à
gagner l'intérieur de l'organe, encore vingt-quatre
heures et l'œil peut-être était perdu sans ressources.
Confiant dans l'action et certain des propriétés de
mon préservatif, j'avais à dessein laissé ainsi aggraver
la maladie; je désirais vivement prouver de cette manière, sur moi-même, l'efficacité des moyens curatifs
que je préconise avec succès.

J'employai alors l'antipsorosyphilide étendu dans
trente parties d'eau comme collyre, l'œil malade était
lotionné de demi-heure en demi-heure, aucun autre
moyen n'était employé, pas même de simples bains
de pied. Seulement des lotions sur tout le pourtour
de l'orbite, avec le préservatif étendu de parties
égales d'eau, étant faite de trois heures en trois heures, le succès a dépassé mon attente : en trente-six
heures, les symptômes les plus alarmants avaient presque disparu. Je crus devoir alors cesser mes lotions
avec le préservatif et les remplacer par des lotions émollientes simples. L'inflammation, après avoir considérablement diminué, devint stationnaire, la vue seulement était très-sensible, le moindre rayon solaire
produisait sur l'œil une légère douleur; malgré cela,
je me rendais près de ceux de mes malades qui ré-
clamaient le plus ma présence : cet état ne dura que

trois jours, après lesquels l'inflammation et la douleur surtout devinrent plus vives qu'avant. Je ne crus
pas devoir prolonger davantage mon expérience ; je
reconnus qu'il était temps de me guérir, qu'un plus
long retard me ferait perdre l'œil. J'employai alors
régulièrement et rationnellement l'antipsorosyphilide pendant un mois; après les quatre premiers
jours, l'inflammation et les douleurs disparurent
complétement, il restait seulement une grande sensibilité qui s'est prolongée trois semaines, mais depuis ce temps, je n'ai rien éprouvé, ma guérison était
parfaite, la vue n'a même pas été affaiblie. Je n'ai
cependant employé aucun autre moyen de médication.

Un homme fut atteint d'une horrible maladie vénérienne, pour avoir mis à sa bouche la plume de son
commis qui avait une salivation abondante, et qui
cependant était en traitement. Par la même raison, il
suffit de boire après quelqu'un affecté d'un chancre
vénérien aux lèvres, pour être également malade.

Une pauvre jeune fille de douze ans était souvent
embrassée par une femme ayant des exulcérations sur
les bords de la langue et une forte fissure à la partie
moyenne de la surface libre de cet organe, elle finit par
contracter des exulcérations buccales en très-grand
nombre, particulièrement aux gencives, aux faces internes des lèvres, toute l'arrière-bouche était d'un rouge
vif; le caractère de cette maladie fut méconnu. Ce ne
fut que près de mourir d'une phthisie pulmonaire, que

l'horrible vérité fut dévoilée par un observateur profond et judicieux.

Une femme n'ayant aucun principe vénérien, et n'ayant même jamais rien eu, peut cependant donner une infection complète. Cela arrive ordinairement chez une fille publique lorsqu'elle a des rapports avec une seconde personne, immédiatement ou peu de temps après une première, qui, étant malade, soit d'un écoulement, soit d'un chancre, aura déposé dans l'acte vénérien, du pus contagieux syphilitique dans le canal vaginal, ou sur les parties génitales externes. On concevra sans peine que cette seconde personne puisse enlever, absorber toute la matière contagieuse, et la femme rester parfaitement saine. Cependant c'est par elle que l'homme aura été malade; s'il l'accuse et qu'elle soit visitée, l'examen le plus minutieux ne pourra rien faire découvrir.

Plusieurs auteurs admettent l'existence spontanée de la maladie vénérienne. Je crois qu'on peut bien admettre l'existence de symptômes qui ont une certaine ressemblance avec la syphilis; mais s'ils occasionnent quelquefois un peu de rougeur, un peu d'irritation, jamais ils ne donnent de symptômes secondaires. Cette circonstance est constamment le résultat de la malpropreté.

La cause la plus active de la propagation, de la multiplication à l'infini de la maladie vénérienne, découle nécessairement des moyens employés de tous temps, et même aujourd'hui, pour en arrêter le cours ; dès les quinzième et seizième siècle, des arrêts barbares étaient rendus contre les vénériens. On leur enjoignait de quitter les villes sous peine de la hart et du gibet, et le peu de moyens que cette police brutale et superstitieuse exigeait pour diminuer la propagation du mal, provenait d'une ridicule application des préceptes religieux, qui faisait croire que ce fléau était une vengeance céleste envoyée sur la terre pour punir le libertinage, et servir de frein à l'incontinence. Effrayé des progrès étonnants du mal, on crut l'arrêter en proscrivant toutes les maisons de débauche. Elles furent fermées par un arrêt solennellement rendu en 1560 aux États d'Orléans. Une vigilance et une sévérité outrées furent recommandées au prévot des marchands et à ses lieutenants par une ordonnance de Henri III, rendue en 1579. On voit dans les *Essais historiques* de Sainte-Foix que toutes ces prescriptions, que tous ces châtiments infligés ne diminuaient nullement le nombre des filles de joie. Elles se dispersèrent dans tous les quartiers, et au lieu d'être sous une surveillance active, au lieu d'être concentrées, elles se perdirent dans la foule, et exercèrent leur métier impunément. Les peines épouvantables qui atteignaient celles qui étaient reconnues malades faisaient, qu'autant qu'el.es le pouvaient, elles cachaient le mal dont elles étaient atteintes, et comme il fallait vivre, et qu'on ne leur avait donné aucun moyen d'existence, malades ou non, elles étaient contraintes de continuer à se prostituer. C'est par ces fausses mesures que la syphilis se répandit dans toutes les classes sans exception. Les rois, les prélats, les princes, n'en furent pas plus exempts que le peuple.... Les affreux ravages que la contagion ainsi multipliée exerçait, firent encore augmenter les mesures de sévérité : ainsi, il fut défendu de recevoir une fille publique, et de lui louer un logement ; le propriétaire était condamné à la perte de trois ans de loyer. En cas de récidive, la maison était murée. Au nombre des peines que le propriétaire pouvait encourir, l'exil souvent était la moindre. Cette infâme législation, qui n'offrait aux coupables que la peine du fouet, la perte de leur liberté, du bien qu'ils pouvaient posséder, et à quelques-uns la mort, a eu le résultat auquel on devait s'attendre : la maladie se propagea d'une manière incroyable, et l'inutilité de ces mesures fut tellement reconnue, qu'on fut obligé de rétablir ces maisons de filles qu'on avait proscrites avec tant d'appareil.

CHAPITRE V.

DE L'ACTION DU VIRUS SYPHILITIQUE SUR LES DIVERSES PARTIES DE NOTRE CORPS ; COMMENT IL PEUT ENVAHIR, AFFECTER TOUS NOS TISSUS ORGANIQUES ; COMMENT IL PEUT ÊTRE CONSIDÉRÉ COMME CAUSE INDIRECTE ET SOUVENT DIRECTE DE MALADIES MORTELLES.

Quel est le principe de cet agent destructeur qui attaque indistinctement avec tant de force et de violence toutes les parties de notre corps, tous nos tissus organiques, fluides ou solides? En quoi consiste-t-il? Quelle est la loi physique qui le régit?

Jusqu'à ce jour, toutes nos recherches ont été infructueuses. La chimie ne démontre aucun caractère spécial. Le pus d'un ulcère vénérien ne diffère souvent que par l'odeur de celui d'un ulcère qui sera le résultat d'une perte de substance. Ce dernier, qui est blanc, offrant la consistance de la crème, est doux au goût, contient de l'albumine, un peu d'hydrochlorate de soude, du phosphate de soude....

Celui que produit un ulcère vénérien différera quelquefois par la couleur : il sera moins blanc, moins épais, il aura une odeur *sui generis* ; mais il ne donnera de différence ni dans son analyse, ni au goût, si toutefois c'est un ulcère vénérien situé ailleurs qu'aux parties génitales.

Quelle théorie, quelle base peut-on établir sur un corps que nous ne pouvons pas apprécier et dont on ne sait pas se rendre compte? Quelle idée émettre sans s'exposer à être réfuté par d'autres raisonnements qui ne seront sans doute pas plus concluants?

Sa manière d'agir étant presque constante, faisons en sorte de bien l'observer et de le suivre autant que possible dans sa marche.

Une quantité presque imperceptible d'une sécrétion changée de nature par le virus vénérien, étant appliquée sur un point de notre corps, occasionnera, si elle est absorbée, une irritation sur la partie même

où elle aura été déposée, corrodera les tissus, agira
cependant d'une manière bien différente d'un caustique, en ce que la portion corrodée sera en partie
absorbée; il n'en résultera pas moins une inflammation plus ou moins forte, quelquefois des douleurs
vives. Cette quantité de sécrétion virulente, après
avoir ainsi corrodé, sera portée par son absorption en
grande partie dans la masse des liquides, changera
les propriétés du sang, et transmettra ainsi, au moyen
de ce fluide, son action morbide sur toutes les parties
du corps.

Cette action varie à l'infini; elle est prompte sur
des surfaces recouvertes d'un épiderme très-fin, délicat, susceptible d'absorber promptement. L'effet,
dans ce cas, peut avoir lieu en quelques heures pour
les parties génitales, les lèvres, la langue, les bords
libres des paupières, la muqueuse du rectum, une
excoriation de l'épiderme..... Elle est beaucoup plus
lente sur les autres surfaces du corps, et bien moins
susceptible de se communiquer; par cette raison,
le virus vénérien peut quelquefois ne pas affecter les
orifices des vaisseaux absorbants de la partie sur laquelle il aura été déposé. Transporté ainsi immédiatement à l'intérieur, il irrite les glandes lymphatiques, les fait tomber en suppuration, il peut aussi se
porter de cette manière sur les glandes inguinales,
cervicales, sur les testicules, les enflammer.....Il occasionne de cette manière des désordres d'autant plus
grands, qu'il aura laissé toute sécurité, et que, n'atta-

quant pas les parties extérieures, on reste naturellement quelque temps à soupçonner, à deviner la
nature du mal qu'on peut avoir.

On voit que le virus vénérien peut agir en quelques
heures, on voit aussi qu'il peut être absorbé et porter
son action sur des glandes, sur des organes sans affecter l'orifice des vaisseaux absorbants qui l'auront
transporté dans l'intérieur du corps. S'il en est ainsi
pour le virus provenant d'une maladie active ou pour
des symptômes primitifs, on pense bien que pour les
symptômes secondaires, les effets ne se manifesteront
que lentement, et dans la plupart des cas, d'une
manière presque imperceptible.

Ce mode d'absorption explique très-bien comment
un homme sain peut ne rien contracter directement
immédiatement par sa cohabitation habituelle avec une
femme affectée de symptômes secondaires qui ne l'in-
commodent nullement, tels que de ces écoulements
jaune-verdâtre qu'on prend pour du lait ou pour des
fleurs blanches, des dartres à teinte rouge cuivrée, des
taches hépatiques... On observera dans ce cas qu'une
cohabitation constante avec cette femme fait contracter
à cet homme une partie de la série des symptômes décrits dans le chapitre précédent, et si son état devient
assez inquiétant pour l'obliger à réclamer des soins,
et, si on ne prend pas en sérieuse considération cette
cause primitive; qu'on s'en rapporte au malade qui
assure n'avoir jamais eu d'affection syphilitique, quel
que soit le degré de force vitale dont il puisse être

doué, si la cohabitation continue, il lui sera impossible de surmonter cette cause lente de destruction, et il succombera après un laps de temps plus ou moins long, peut-être des années, non pas de la maladie vénérienne directement, mais bien d'affections organiques chroniques, dont un observateur, même très-exercé, ne devine que difficilement la nature.

Le même résultat a lieu pour une femme : ainsi on voit souvent, et c'est l'opinion des praticiens célèbres, tels que feu Cullerier, Alibert..., des personnes infectées du virus vénérien sans avoir jamais eu aucun symptôme extérieur; bien plus, il arrive quelquefois que des symptômes secondaires se développent chez ces personnes après que toute cohabitation a entièrement cessé. Cela peut arriver six mois, un an, et plusieurs années après avoir rompu toute relation avec la personne infectée. Des exemples nombreux prouvent ce que j'avance; je me contenterai de citer les suivants :

M. T...., ayant eu quatre affections vénériennes, pour lesquelles il fit constamment des traitements imparfaits, se maria à l'âge de vingt-huit ans. Son teint était pâle, un peu jaunâtre ; il était maigre; ses fonctions se faisaient régulièrement; cependant il se plaignait d'un malaise vague, indéfinissable, le moindre excès de travail lui causait une courbature, lui ôtait l'appétit, et le forçait à prendre du repos. Sa femme accoucha d'un enfant paraissant bien constitué, mais qui se trouvait couvert, trois semaines après sa naissance, d'une éruption pustuleuse syphilitique parfaitement caractérisée. Après sa couche, madame T... ne put faire disparaître par des moyens ordinaires une leuchorrée assez abondante : sa santé, à dater de ce moment, fut longtemps chancelante; son enfant mourut à onze mois; un deuxième expira à dix mois.

Quatre ans après, elle fut atteinte de pustules sèches cuivreuses, de fissures, de gerçures à la paume des mains, qui devinrent calleuses, dures, rugueuses; son écoulement, plus abondant que jamais, avait une odeur forte; à l'aide du spéculum, on observait un col de matrice doublé de volume, d'un rouge vif, et recouvert à sa surface de petites végétations peu proéminentes, et de légères exulcérations.

L'état de M. T... s'était considérablement aggravé, par la raison qu'il n'avait eu depuis son mariage aucun symptôme assez caractéristique pour l'engager à suivre un traitement complet. Cette négligence lui coûta la vie. Lorsqu'il mourut, il avait un rétrécissement considérable du canal de l'urètre, un catharre vésical, une exostose à la jambe gauche et une autre au tibia droit; il était d'une faiblesse extrême depuis plusieurs années; cette faiblesse était la conséquence de douleurs nocturnes qui ne lui laissaient plus de repos. Il ne put résister à une légère phlogose des bronches qui vint compliquer une si déplorable position.

M. G..., ayant cohabité pendant six mois avec une

femme atteinte de symptômes secondaires, tels qu'un
écoulement chronique, des choux-fleurs...... ne contracta cependant aucun symptôme primitif. Quatre
années se passèrent sans qu'il eût de cohabitation avec
d'autres femmes ; il ne s'aperçut de rien pendant ce
temps ; il était seulement d'une grande maigreur.
Après cette époque, ses mains devinrent calleuses, se
gercèrent et offrirent plusieurs pustules sèches ; il lui
vint une petite ulcération à l'entrée de la narine droite
et aux commissures des lèvres. Pendant trois ans il
s'est refusé à tout traitement, ne voulant pas croire
que ce qu'il avait pouvait être vénérien ; il affirmait
qu'il ne s'était jamais déclaré chez lui aucun symptôme de syphilis. Malgré ces protestations, je persistai
dans mon opinion, en l'assurant que tôt ou tard il serait obligé de se faire soigner de cette maladie. Enfin,
voyant son enfant âgé de deux ans toujours malade,
et les symptômes dont il était lui-même affecté ne
pas disparaître par des moyens ordinaires, il prit la
résolution de suivre un traitement ; il vit, à son grand
étonnement, sa constitution délabrée renaître, ses
forces revenir, un crachement de sang habituel disparaître, ainsi que de légères ulcérations au nez et
aux commissures des lèvres.

Le virus syphilitique affecte différentes parties, divers organes de préférence à d'autres. Lorsqu'il est
invétéré, les tissus dermoïdes, osseux et fibreux sont
plus particulièrement lésés. Pour le tissu dermoïde,
il se manifeste par des boutons en plus ou moins grand

nombre et de diverses grosseurs ; quelques-uns donnent souvent un peu de suppuration. Au front , ce sont des boutons aplatis , lenticulaires , d'un rouge cuivreux ; au cuir chevelu, la plus grande partie de ces boutons tombent en suppuration ; le pus, retenu par les cheveux, se concrète, se durcit et forme des petites croûtes coniques , souvent très-nombreuses ; d'autres fois, le cuir chevelu se recouvre d'une dartre furfuracée ; des squammes, petites, légères, très-minces, recouvrent toute la surface de la tête et se répandent en plus ou moins grande quantité dans les cheveux : c'est ce qu'on appelle dans le monde *pluches à la tête*.

Un effet plus désagréable que douloureux, est lorsque le virus porte son action sur les bulbes des cheveux ; il attaque souvent la racine d'une manière si active, qu'il en occasionne la chute en fort peu de temps ; il n'est pas rare de voir des jeunes gens de trente ans presque chauves et le sommet de la tête complétement dégarni de cheveux ; cela n'arrive que par suite d'un mauvais traitement. Ce fait est tellement exact, que si l'alopécie n'est pas très-ancienne , il y a presque toujours possibilité d'y remédier.

Souvent le malade ressent de vives démangeaisons à la paume des mains ; il se caractérise des taches d'un rouge de brique , légèrement proéminentes , sèches , dures , formées en partie par l'épiderme épaissi et frappé de mort ; des gerçures se forment, la peau devient raide, dure, calleuse, et souvent très-douloureuse. Cet état, fort gênant, peut durer quelques années sans l'aggraver, sans autre incommodité que de tenir les mains ainsi calleuses, raides, cervassées, douloureuses.

Pour les os, la partie moyenne du tibia, le coronal, les pariétaux, une partie des temporaux, les os unguis, palatins, les clavicules, le sternum sont des parties où les périostoses et les exostoses apparaissent le plus ordinairement. Ils sont susceptibles d'une très-grande désorganisation, ils peuvent tomber en suppuration. Ils acquièrent toujours une augmentation de volume, ils peuvent être quelquefois frappés de mort. Ces diverses altérations causent le plus ordinairement des douleurs intolérables. Elles sont d'autant plus terribles que la plupart redoublent d'intensité pendant la nuit. La chaleur du lit les augmente, et au lieu d'un lit de repos, le malade ne trouve qu'un lit de douleurs, auxquelles se joignent un bourdonnement et une surdité plus ou moins incurable lorsque le rocher ou diverses parties de l'oreille sont malades.

Agit-il sur les dents : il les déchausse, les déracine, les rend douloureuses, les noircit ; elles semblent allongées et comme voulant sortir de leur alvéole ; chez certains malades, elles tombent l'une après l'autre en presque totalité sans être cariées.

On remarque que, dans ce cas, le virus vénérien, avant d'attaquer les dents, a déjà exercé ses ravages sur d'autres parties du corps ; si, dans cette circonstance, on fait subir au malade un traitement mercuriel, on a bien soin d'attribuer au mercure cette détérioration des arcades dentaires. Cette idée est complétement fausse, en ce que le mercure, lorsqu'il attaque les dents, c'est toujours avec une salivation plus ou moins forte, accompagnée d'exulcérations des gencives et d'une inflammation considérable des parois buccales; rien de cela n'existe lorsque les dents tombent par suite de douleurs ou d'affections syphilitiques.

S'il en était ainsi, ne verrait-on pas les doreurs, et particulièrement ceux qui travaillent le mercure en grande masse, affectés de cette infirmité? On voit bien de ces malheureux trembler d'une manière extraordinaire, il sont maigres, pâles, la figure quelquefois cadavéreuse; j'en ai beaucoup observé, mais j'ai vu qu'ils avaient presque tous de belles et bonnes dents.

En Angleterre où le mercure et ses préparations sont d'un usage fréquent en médecine, on ne lui reproche pas ce résultat; il fait bien quelquefois saliver légèrement, mais jamais il n'attaque les dents.

Le même préjugé, la même erreur existent pour les cheveux, qui peuvent tomber en presque totalité pendant ou après un traitement mal raisonné, imparfait, et n'arrêtant que partiellement les progrès, l'envahissement général de la maladie; ici les racines ou bulbes des cheveux malades, irrités, enflammés, cessant tout rapport de nutrition, se désorganisent, leur chute devient inévitable, et leur *reproduction impossible.*

Le tissu fibreux est susceptible d'être spécialement affecté partout où il recouvre les os ; facile à reconnaître et à combattre lorsqu'il attaque le périoste de ceux situés superficiellement, il n'en est pas de même lorsque le virus affecte les membranes qui tapissent les parois internes du crâne : là, des tumeurs se développent, compriment le cerveau, occasionnent alors des aberrations plus ou moins marquées dans les fonctions intellectuelles : les uns éprouvent une difficulté de parler, une paralysie imparfaite ou complète ; chez d'autres, il survient une manie et souvent une vraie folie ; lorsque les tumeurs affectent les parois externes des os du crâne, elles occasionnent d'abord de légers maux de tête, qui graduellement deviennent insupportables ; ces maux de tête, résultat du gonflement du périoste ou de l'altération des os, sont désignés souvent dans le monde sous le nom modeste de *migraine*.

Ces tumeurs crâniennes internes sont de nature à tomber en suppuration ; quand cet état a lieu, il se fait intérieurement une désorganisation qui est épouvantable : le pus n'ayant pas d'issue, produit des ravages affreux, cause des douleurs intolérables ; heureux le malade qui en est promptement débarrassé par la mort ! A l'ouverture du corps, on voit les os cariés, corrodés, les membranes détruites ; d'autres ont passé à l'état d'endurcissement squirreux ; une portion de cerveau est tombée en putrilage, et répand l'odeur la plus infecte.

Quelquefois des ulcères syphilitiques rongent les parois artérielles ; le vaisseau étant perforé, le sang s'écoule, la mort survient lentement ou promptement, selon le vaisseau altéré. Elle est immédiate, instantanée lorsque c'est une ulcération artérielle de la crosse de l'aorte ou d'une artériole de l'arachnoïde (membrane de l'intérieur du cerveau) ; dans ce cas le sang se répandant promptement dans les ventricules cérébraux les comprime et fait cesser toutes fonctions cérébrales ; d'où résulte nécessairement la cessation instantanée de toutes fonctions vitales. On qualifie cette mort d'apoplexie foudroyante, ou l'on dit assez généralement : c'est un coup de sang, tandis que c'est une des conséquences de la vérole qui se répète plus fréquemment qu'on ne pense.

Ce funeste résultat a souvent lieu sans la moindre apparence de symptômes graves, et s'explique, se devine difficilement pendant la vie. J'ai vu un malheureux militaire entrer à l'hôpital Saint-Louis affecté d'une tumeur dans la région iliaque gauche ; cette tumeur, de la grosseur d'un œuf, offrait des battements isochrones à ceux du pouls. Le jugement porté fut qu'elle était formée par le sang, provenant d'une rupture artérielle. Le malade assurait n'avoir jamais eu de palpitations, ni la moindre tumeur qui eût pu faire craindre une maladie analogue à celle qu'on présumait. A l'ouverture du corps, on fut très-étonné de voir ce qu'on prenait pour un anévrisme être un ulcère syphilitique, qui avait rongé une partie de la crosse de l'aorte dans une étendue de deux à trois centimètres de diamètre : l'ulcère avait une forme parfaitement ronde, et paraissait avoir été fait comme si on s'était servi d'un emporte-pièce.

Si le virus porte son action au fondement, il occasionne des démangeaisons assez vives, constantes et difficiles à calmer, auxquelles succèdent de petites exulcérations peu incommodes ; cette irritation continuelle détermine souvent un engorgement circulaire d'une partie ou de la totalité de l'orifice de l'anus ; cet engorgement peut aussi affecter la muqueuse du rectum à six lignes, un ou deux pouces de profondeur ; alors, cette portion intestinale diminue graduellement de diamètre et peut finir par intercepter presque totalement le cours des matières fécales, déterminer ainsi la formation d'un squirre, d'un cancer ; la mort ici est inévitable, heureusement pour le malade, car il est difficile de se faire une idée exacte des intolérables douleurs que peut occasionner une défécation devenue presque impossible.

Des ulcérations en plus ou moins grand nombre peuvent affecter la muqueuse intestinale dans une partie ou dans toute son étendue ; elles font éprouver un sentiment de malaise dans le bas-ventre, déterminent des coliques légères, peu fortes et une diarrhée qui ne peut disparaître par des moyens ordinaires ; cette situation est constamment accompagnée d'une extrême maigreur, d'un malaise général, de faiblesse, de débilité, de perte d'appétit.....

Appelé pour donner des soins à M. A***, je le trouvai affecté d'une diarrhée qui lui faisait rendre par jour de quinze à vingt selles. Les matières étaient liquides, purulentes ; plusieurs points de la surface abdominale étaient très-sensibles au toucher, il sortait souvent du pus mélangé de matières fécales. Ayant examiné la bouche, je vis une foule de petits ulcères en suppuration, ils se trouvaient en grand nombre dans l'arrière-bouche. En introduisant le doigt dans le fondement, on sentait également de petites surfaces ulcérées, mais plus larges que celles de la bouche. Celles-ci sont quelquefois si petites et en si grand nombre que l'arrière-bouche paraît comme un crible. Le pus secrété était évidemment dû à ces ulcères qui me paraissaient de nature syphilitique. Ces idées me furent confirmées par les réponses du malade, et par la présence d'une exostose à la partie supérieure de la jambe gauche. Il subit mon traitement, et en deux mois il fut guéri.

M. B*** rendait tous les jours moitié pus, moitié matière fécale en diarrhée. Il était d'une maigreur effrayante ; son teint était plombé, syphilitique ; cette affection, de deux ans de durée, était due à une ancienne blennorrhagie mal soignée et coupée par des injections. Il suivit mon traitement, et ce cas disparut en trois mois, sans rechute depuis trois ans.

La muqueuse de l'urètre est souvent affectée d'ulcères qui deviennent quelquefois fongueux. Ils interceptent le cours de l'urine ; ils sont la cause et le siége de ces écoulements rebelles qui durent quelquefois des années; quand ils se cicatrisent, il se forme des brides qui diminuent considérablement le diamètre du canal; des excroissances syphilitiques peuvent également s'y développer et produire le même résultat. Un ou plusieurs écoulements mal soignés peuvent déterminer un engorgement d'une plus ou moins grande partie du canal, et rendre ainsi le passage des urines impossible. On a l'habitude de remédier à cette diminution de la capacité de l'urètre par des sondes, des bougies, ou par la cautérisation. Ces procédés, très-insuffisants, occasionnent de fréquentes rechutes, par la raison que le virus vénérien étant seul la cause déterminante de cette maladie, elle ne doit disparaître entièrement que par un traitement complet, et non par un traitement simplement local.

M. C*** éprouvait depuis un an une diminution graduée dans le jet de l'urine, qui finit par ne plus sortir que goutte à goutte; enfin, un jour elles cessèrent complétement; le docteur S... fut appelé, il y remédia très-bien en un mois; mais il fut obligé de recommencer son traitement par la dilatation, un an après, sans plus de succès; car, après trois mois, la difficulté d'uriner avait recommencé, et l'émission était devenue impossible. M. C*** me fit appeler; je lui fis appliquer sur le périnée des cataplasmes de farine de lin, arrosés d'antipsorosyphilide, renouvelés quatre fois le jour; je lui ordonnai un traitement qui fut suivi bien rationnellement pendant deux mois, après lesquels ce malade fut guéri sans introduction de sonde ni de bougie.

Des ulcères de nature syphilitique peuvent affecter le voile du palais; si l'on n'y apporte des secours prompts, efficaces, ils en rongent et détruisent une partie; quelquefois le ravage s'étend aux os palatins; là carie les fait disparaître. Ces deux derniers symptômes changent le timbre de la voix et rendent la parole gutturale et nasillarde; cette dernière circonstance est la preuve la plus manifeste qu'on a eu cette maladie à un degré peu commun. La langue en est souvent affectée plus ou moins gravement; le plus ordinairement, ce sont des petites ulcérations sur les bords, avec gonflement de cet organe. Les bords sont dentelés, striés aux parties correspondantes aux dents; ces exulcérations gênent beaucoup, sont peu larges, mais assez allougées. Le traitement qu'on a l'habitude d'employer est la cautérisation avec le nitrate d'argent. Ce moyen est très-mauvais, en ce qu'il fait bien disparaître le mal, mais pour un laps de temps qui n'est pas long, car le mal ne tarde pas à reparaître. D'autres fois ces ulcérations se manifestent sur la face libre de la langue; là elles sont plus grandes, plus larges et plus profondes. L'ulcération est caractéristique, elle procure, si on n'y prend garde, un endurcissement squirreux, qui se termine par le cancer; d'autres fois la langue acquiert un développement si considérable qu'il peut donner de graves inquiétudes. Le malade ne peut parler; il salive beaucoup, dort la bouche ouverte. Quelquefois, le mal faisant des progrès, la langue dépasse les dents; la suffocation devient imminente, si l'on n'y remédie par de profondes scarifications ou par l'ablation d'une partie de cet organe.

Le virus vénérien, appliqué aux yeux, détermine une inflammation tellement violente, que souvent il n'a laissé d'autres ressources que celles d'ouvrir l'œil et d'en évacuer les humeurs; cette espèce d'ophthalmie est très-douloureuse et difficile à traiter. Après la guérison, la vision est presque toujours diminuée, l'œil est souvent couvert de taies, et les bords libres des paupières restent rouges, avec perte ou diminution plus ou moins grande des cils.

Un jeune homme d'une bonne constitution est affecté d'un écoulement syphilitique par le canal de l'urètre; il est traité par les antiphlogistiques. Après six semaines, le copahu et les injections astringentes sont employés. L'écoulement disparaît en effet; mais immédiatement après, le malade tousse, souffre beaucoup de la poitrine, perd son appétit, ses forces, et tombe dans le marasme; il est alors traité comme phthisique : il se présente à moi, affecté au troisième degré de cette maladie. Après une foule de questions, je crus avoir la conviction que tous ces symptômes étaient le résultat de la suppression de son écoulement; je le mis à l'usage de notre sirop dépuratif, modifié, rendu pectoral. Je fis revenir son écoulement, qui s'est montré très-abondant, jaune, verdâtre, à taches cerclées. Deux mois après, la toux avait cessé, tous les symptômes avaient disparu; il fut parfaitement guéri : c'est ainsi que le virus vénérien attaque les poumons; c'est ainsi que la *moitié au moins des phthisiques* ne doivent l'état mortel de leur maladie qu'à la manière dont elle est considérée dans son principe, dans son origine, et, je le répète, la moitié au moins des phthisies pulmonaires ont pour cause directe ou indirecte, la maladie vénérienne. Cette cause peut être innée.

Le virus se porte-t-il sur les testicules, il les endurcit pour la vie, les dispose au squirre, au cancer, et prive souvent l'homme de la faculté de se reproduire. Affecte-t-il le canal vaginal ou le col de la matrice, il en résulte un écoulement plus ou moins abondant, infect, des douleurs et des élancements; ces symptômes peuvent être occasionnés par un chancre ; alors on se méprend assez généralement, on croit n'avoir que des fleurs blanches; l'ulcération s'étend, détruit le col de la matrice, et finit par affecter le corps même de cet organe. Dans le principe, les souffrances étant très-légères, et le mal faisant des progrès gradués, très-lents, il en résulte que les malades n'ont recours au médecin que lorsqu'il n'y a plus de ressource ; cette réapparition de la syphilis a lieu chez les femmes, le plus ordinairement à l'époque de la cessation de leurs règles. Un simple traitement, facile à suivre, prévient ces funestes résultats.

La maladie vénérienne ne se montre pas toujours

avec des symptômes si alarmants : avant que ceux-ci
ne se manifestent, ils doivent nécessairement être
précédés par d'autres moins graves, moins sensibles,
et souvent peu apparents. Le virus vénérien reste caché, il est vrai, mais il n'en agit pas moins, et modi-
fie souvent l'action de nos organes. C'est ainsi que
ceux qui sont mal guéris et chez qui il exerce ses ravages, éprouvent souvent, longtemps avant l'apparition des symptômes extérieurs, un malaise général,
un découragement, des faiblesses, des lassitudes ; ils
ont parfois des idées vagues, incohérentes, telles
qu'une suppression subite et instantanée de la faculté
de penser ; d'autres, des frayeurs non motivées, ou
une monomanie quelconque ; il y a toujours peu d'aptitude au travail. Les fonctions digestives peuvent s'altérer ; dans ce cas, il survient des nausées, beaucoup
de gaz dans le tube intestinal, des coliques qu'on ne
sait à quoi attribuer ; chez quelques-uns les selles sont
habituellement plus fréquentes et toujours liquides :
souvent il y a accélération du pouls, avec tous les caractères de la fièvre ; d'autres fois, on voit une maladie
aiguë se caractériser et se terminer par quelques symptômes de syphilis, dont celle-ci peut être regardée
comme *crise*.

Ces préludes commencent souvent chez les femmes,
comme nous l'avons déjà dit, à l'époque de la cessation menstruelle, et chez les hommes, à l'âge de trente
à quarante ans ; quelquefois on éprouve une espèce
d'engourdissement ou d'insensibilité dans un membre

ou dans une partie de ce membre. Il y a presque toujours chez les personnes qui n'ont pas un tempérament sanguin, un teint décoloré, pâle, plombé.

Lorsqu'on doit avoir des ulcères à la gorge, j'ai observé que, bien longtemps avant leur apparition, cette partie est habituellement rouge dans toute son étendue, ou dans plusieurs points ; les amygdales sont un peu gonflées, les maux de gorge fréquents et périodiques : il y a sécheresse habituelle dans cette partie et presque constamment un sentiment de gêne, sans qu'il y ait précisément difficulté dans la déglutition.

Il arrive quelquefois qu'à chaque expiration il s'exhale de la bouche un air plus ou moins infect, quelquefois repoussant ; cet état peut être dû, soit à une altération d'un point quelconque des fosses nasales, soit à la carie d'une portion d'os, soit à un mode d'altération spéciale des poumons.

On voit, d'après tout ce qui précède, que le virus vénérien, n'épargne aucun tissu, aucun organe, aucune partie de notre corps, qu'il est susceptible de tout altérer, de tout détruire.

Nous venons de l'observer dans sa marche franche et directe. Il ne paraît pas toujours agir ainsi, surtout lorsqu'il se complique d'autres affections morbides, son caractère devient alors d'autant plus difficile à saisir, qu'il simule parfaitement une foule d'autres maladies.

C'est donc dans les diverses espèces de dégénérations qu'il peut offrir que nous allons le suivre et l'examiner.

CHAPITRE VI.

CHANGEMENTS ET DÉGÉNÉRATIONS QUE LA MALADIE VÉNÉRIENNE PEUT ÉPROUVER; AGGRAVATION DE TOUTE MALADIE EN GÉNÉRAL, PAR SUITE D'UNE SYPHILIS IMPARFAITEMENT GUÉRIE. URGENCE DE TENIR COMPTE DE CETTE COMPLICATION. MALADIES RENDUES MORTELLES PAR CETTE NÉGLIGENCE.

Si le nom de Protée a dû avoir une application réelle, elle n'a jamais pu être plus vraie, plus significative que pour le virus vénérien que nous allons considérer dans tout le cours des aberrations et des dégénérations sans nombre qu'il est susceptible d'offrir.

Nous avons prouvé comment il peut altérer de la manière la plus épouvantable la constitution, le tempérament de l'individu le plus robuste, le plus fort qu'on puisse imaginer; nous allons prouver qu'il peut vicier tout sans exception, qu'il abrége considérablement la vie, et, comme nous l'avons déjà dit, qu'il peut donner la mort à l'enfant même dans le sein de sa mère.

Observons, d'abord, une maladie vénérienne récente: la personne qui l'aura contractée se trouve ou dans un état parfait de santé, ou sous l'influence d'une autre affection morbide quelconque. Il sera facile de déduire les conséquences de la complication de ce second cas, par le tableau que nous allons tracer du premier.

Avant tout, observons qu'il est reconnu et qu'on peut admettre en principe que cette affection, bien soignée, n'occasionnera jamais de résultats fâcheux. Mais il est si rare de voir une guérison bien radicale, on est si porté à braver un ennemi qui vous a tant effrayé, et qui ne paraît plus devoir être redoutable; on est si impatient de terminer un traitement qui vous rappelle des craintes exagérées, des souvenirs quelquefois pénibles, que toujours on est tenté d'abréger le plus possible le temps nécessaire pour obtenir une cure parfaite. Il arrive souvent aussi que les occupations ou la honte d'être découvert ne permettent pas de suivre un traitement dans toute sa régularité. Il arrive également et tout aussi souvent, car enfin il faut le dire, que le malade ne guérit pas complétement, non par la raison qu'il n'exécute pas tout ce qui lui est prescrit, mais plutôt parce que les prescriptions ordonnées sont incapables de produire un résultat complet.

La cause la plus commune de la dégénérescence de la syphilis en d'autres maladies vient de l'habitude où l'on est de considérer la plupart des écoulements, chez l'homme, par exemple, comme un simple échauffement qu'on peut faire disparaître par des moyens

simples, il est vrai, mais qui, lorsqu'on le traite par
les antiphlogistiques seulement, se trouve remplacé
par une autre maladie, qui peut durer autant que la
vie, et qui doit se communiquer à d'autres, comme nous
allons le prouver. Cette erreur de traitement est plus
excusable quand il s'agit de la femme. *Chez elle*, il
est d'autant plus facile de confondre les fleurs blanches avec beaucoup d'écoulements virulents, et même
une légère phlogose des parties avec un peu de rougeur, avec un peu de turgescence des lèvres et du
pourtour de la vulve! Il est d'autant plus facile de
confondre ces symptômes avec un simple échauffement qu'elles y sont fréquemment sujettes, et que,
d'ailleurs, virulent ou non, l'un et l'autre perdent
toute leur intensité et disparaissent parfaitement bien
par l'emploi bien coordonné d'un traitement adoucis-
sant aidé d'un repos parfait et d'un régime sévère.

On a pour résultat, dans le cas de virulence, une
guérison apparente; mais il reste toujours une quantité de fleurs blanches, tantôt plus, tantôt moins abondantes. Il n'y a plus de douleurs, plus de gêne; souvent, la force de la constitution permet de conserver
une apparence de santé qui trompe d'autant plus
qu'en effet aucun symptôme ne se manifeste; mais
malgré cet état de choses, si cette femme vient à concevoir, elle fait presque toujours une fausse couche.
Cette *fausse couche* a lieu le plus ordinairement sans
motif, sans cause appréciable, de trois à sept mois.

On s'afflige, on s'inquiète quand elle se renouvelle;

on passe alors pour être organisé de manière à ne pouvoir amener un enfant à terme. Ce résultat, provenant d'une syphilis cachée, est bien autrement fréquent qu'on ne le pense. Si le produit de la conception ne meurt pas avant les neuf mois, cette femme mettra au monde un enfant qui pourra paraître fort bien constitué; mais cet enfant, malgré son apparence de santé, est à l'avance voué à la mort : il ne pourra vivre longtemps; la moindre maladie sera mortelle pour lui. On observera qu'il aura peine à résister aux convulsions ou à d'autres maladies d'enfance. Il lui surviendra ce qu'on nomme vulgairement : *feux de dents, croûte laiteuse, gourme ;* ces symptômes, malgré tous les soins de propreté, dureront très-longtemps. Il pourra avoir des engorgements de glandes plus ou moins volumineux au col, aux aînes, aux aisselles ; les fesses et les parties supérieures et internes des cuisses, les parties génitales, seront couvertes de boutons aplatis, de forme lenticulaire, rouges et enflammés, attribués à tort à la malpropreté ; le ventre sera toujours très-gros, balloné, quand même les autres parties de son corps tomberaient dans le marasme ; ce marasme est, dans ce cas, attribué au défaut de soins ou de nourriture de la part des nourrices. Ce volume extraordinaire du ventre est le résultat de l'engorgement des nombreuses glandes mésentériques et constitue le carreau.

Chez les enfants affectés de maladies vénériennes caractérisées par des symptômes dégénérés, la dentition est très-tardive et ne se fait qu'à seize, dix-huit ou vingt mois; leurs dents sont rarement belles; elles deviennent brunes, noirâtres et se gâtent facilement. Ils souffrent fréquemment de coliques, de tranchées, et leurs matières sont habituellement jaunes ou jaune verdâtre. Quand les symptômes syphilitiques ne se caractérisent pas, et qu'on n'emploie aucun traitement, on voit surgir chez ces pauvres petites victimes, le rachitisme, le scrofule, la teigne... Leur peau se couvre de boutons rougeâtres qui se dessèchent facilement. On attribue généralement cette espèce d'éruption à une âcreté de sang, dont quelquefois on croit voir l'origine dans la conception même de l'enfant, laquelle aurait eu lieu à l'époque des menstrues.

Les glandes engorgées qui se sont enflammées peuvent suppurer longtemps, alors elles laissent une espèce de cicatrice indélébile assez ressemblante à celle des scrofules, pour la forme; elles sont toujours d'une couleur légèrement brunâtre, plus foncée que la peau, ce qui n'a pas lieu pour de semblables cicatrices chez des enfants sains.

D'autres fois, ce sont les glandes pulmonaires qui s'engorgent; l'enfant devient maigre, chétif, il est affecté d'une toux sèche plus ou moins forte, rebelle, et meurt phthisique.

Quelquefois encore, les articulations se gonflent, doublent, triplent, quadruplent de volume. Les mouvements sont gênés et souvent impossibles. Si la maladie se porte aux mains, aux pieds, les os se carient,

suppurent des années. Les pieds, les mains peuvent
s'atrophier, se déjeter et l'enfant reste estropié pour la
vie. Au dos, la colonne vertébrale est susceptible, par sa
nature un peu spongieuse, d'un ramollissement, d'une
augmentation de volume, qui a lieu ordinairement
dans sa partie osseuse. Les vertèbres ramollies, le
poids des parties supérieures du corps force nécessairement à changer la direction verticale de la colonne vertébrale, et l'enfant devient bossu pour toujours.

Généralement, si, à force de soins, ces enfants peuvent vivre, on les voit alors, jusqu'à l'âge de quatorze
à dix-huit ans, avoir le teint pâle, le nez un peu
large, un peu gros, la lèvre supérieure comme gon-
flée ; quelques-uns traînent une vie languissante et
sont presque toujours malades, beaucoup ont de nombreux boutons à la figure. Chez les jeunes filles, cet
état cesse en partie vers l'époque de la puberté, leur
pâleur fait place à un teint frais, rosé, tout semble
disparaître, quelques boutons seulement pourront
rester ; mais le mal, pour être devenu latent, existe
toujours ; il peut reparaître au moment ou on s'y attend le moins, souvent à la moindre occasion. C'est
ainsi que, sans cause apparente, l'épaule et la colonne vertébrale, chez les jeunes filles surtout, se dé-
vient, se déforment. Ceux qui ne voient dans cette
déviation qu'un ramollissement osseux sans autre
cause, et qui veulent y remédier par des moyens mécaniques seulement, se trompent étrangement. J'ai

vu de malheureuses jeunes filles, condamnées à rester huit, dix mois, un an, dans ces lits qu'on nomme lits mécaniques ; la tête tirée en haut, les pieds en bas, par des moyens lents, très-ingénieux ; après être restées dans ce lit de tortures environ un an, les os paraissent effectivement dans leur situation naturelle, les courbures étaient disparues. Cette guérison était de courte durée, car tout moyen d'extension cessant, cinq ou six mois après les déviations reparaissaient, cette réapparition était très-prompte chez celles qui avaient un travail obligé, suivi, continu ; chez celles qui devenaient enceintes, la rechute avait lieu immédiatement après la grossesse. Dans ce dernier cas, l'enfant qui naît, fût-il nourri par une autre personne que la mère, malgré tous les soins donnés, sera toujours pâle, décoloré, maigre ; d'autres, par opposition, seront comme boursoufflés, une graisse molle, pas de force, marchant tard ; la dentition chez tous est tardive, douloureuse, les os longs cessent de se durcir, alors ils fléchissent sous le poids du corps, se courbent, et les jambes deviennent arquées.

Ce dernier tableau que je viens de tracer ne ressemble-t-il pas plus au scrofule qu'à la maladie vénérienne? Dans beaucoup de cas il est difficile de distinguer l'un de l'autre, ce n'est qu'avec l'aide des antécédents qu'on peut établir un jugement certain. D'ailleurs le vrai praticien sait parfaitement bien que la cause occasionnelle des scrofules, la plus générale et la plus fréquente, est une syphilis ancienne.

On voit fréquemment des maladies n'offrant , au premier aspect, aucun rapport avec la syphilis, traitées longtemps et infructueusement par des moyens ordinaires, cesser comme par enchantement à l'administration des médicaments antisyphilitiques. Cela a lieu pour beaucoup de douleurs considérées goutteuses, et qui simulent admirablement bien ces divers genres d'affection.

Madame F....., âgée de quarante-deux ans, douée d'une bonne constitution, tempérament sanguin, ayant un peu d'embonpoint, était affectée, depuis longues années, de douleurs devenues intolérables, la nuit surtout. Le siége spécial de ces douleurs était aux jambes, la marche était presque impossible, on ne voyait ni rougeur ni tumeur, ni gonflement; mais le caractère de ces douleurs, qui étaient constamment augmentées par la chaleur du lit, leur ancienneté, leur persévérance et l'insuccès de tous les traitements suivis, me firent prononcer hardiment qu'elles étaient de nature syphilitique. Cependant la malade n'avait pas eu d'affection vénérienne depuis vingt ans; elle n'avait rien éprouvé depuis cette époque; je ne crus pas moins devoir persévérer dans mon opinion, et soumettre cette dame à l'usage du sirop dépuratif; j'eus la satisfaction de voir tous ces symptômes, contre lesquels on avait échoué depuis quatre ans, disparaître complétement en deux mois.

Il est plus facile de reconnaître la transformation du virus syphilitique lorsqu'il affecte la peau, et qu'il

prend le caractère dartreux. Si la plupart des dartres paraissent rebelles à beaucoup de praticiens,
c'est qu'ils en méconnaissent l'origine, ou qu'ils ne
veulent voir et ne traiter en elles que de simples affections locales. J'observerai cependant, pour excuse,
qu'un grand nombre de dartres vénériennes paraissent peu différer de celles qui ne proviennent pas de
cette affection, et que souvent le traitement seul vient
éclairer sur la vraie nature du mal.

Le virus vénérien, sans offrir son caractère spécial,
peut compliquer toutes les maladies possibles. Le
médecin qui ne considérerait que légèrement cette
complication, ou qui n'en tiendrait pas compte, pourrait, dans bien des cas, perdre autant de malades
qu'il en traiterait.

En général, une complication de syphilis, cachée
ou apparente, donne des chances de mort incroyables; les maladies s'aggravent, durent plus longtemps, les symptômes persévèrent d'une manière
surprenante, et les prévisions du médecin se trouvent, à chaque instant, en défaut.

Ces maladies, où les symptômes de la syphilis sont
peu ou pas aperçus, se rencontrent plus communé-
ment qu'on ne peut le penser. J'ai observé et recueilli
de ces faits qui paraissent incroyables, et qui sem-
bleraient être rédigés avec un esprit prévenu, si je les
publiais dans cet ouvrage. C'est dans la pratique même
de mes confrères que je vais prendre des preuves.

Pour les rendre incontestables, je choisirai celles

qui ont été publiées par des journaux de médecine. Le célèbre docteur Bœhr m'a paru devoir être cité de préférence, parce que ce praticien s'occupe beaucoup de maladies syphilitiques, et que son autorité mérite d'autant plus d'être invoquée, que, pendant longtemps, il n'admettait pas ces espèces de syphilis larvées.

Ainsi, on lit dans le journal *der Practischen Keilkunde*, par Hufeland et Osann, et reproduites par la *Gazette médicale*, les observations suivantes du docteur Bœhr.

« Affection nerveuse, hypocondriaque masquant une affection syphilitique invétérée. »

Cette observation répondra aux médecins qui, comme Astruc et autres, ont nié que le cerveau et les nerfs puissent être atteints par l'infection syphilitique.

Un jeune homme eut, à la suite d'un coït impur, une légère excoriation au prépuce, dont il guérit spontanément par la cautérisation. Peu de temps après il vit se développer, sur toute la surface cutanée, une gale syphilitique, et à la marge de l'anus, des végétations ficoïdes. Quelques grains de sublimé et la cautérisation firent disparaître ces symptômes. Le malade semblait entièrement guéri; il avait bien à se plaindre d'hémorroïdes non fluentes, et de douleurs rhumatismales, mais il les avait déjà ressenties avant l'infection vénérienne, et de plus, les douleurs se manifestaient le jour et non la nuit, et elles avaient leur siége, non dans les os, mais dans les muscles : il n'y fit donc pas attention.

Un an plus tard, il survint une *blepharoblennorrhée* à laquelle, il est vrai, le malade avait été déjà sujet une première fois, mais il ne tarda pas à s'y joindre une iritis qui, par l'échancrure particulière de l'iris, se fit bientôt reconnaître pour être de nature syphilitique. Un traitement méthodique fit encore une fois disparaître ces nouveaux accidents. A part son affection hémorroïdale et ses douleurs de rhumatisme, le malade se trouva bien pendant neuf mois, lorsque tout à coup sa vue baissa considérablement. On lui pratiqua une saignée, à la suite de laquelle il se manifesta une hémiplégie et tous les symptômes d'une extravasion sanguine dans le cerveau, sans que jamais on eût remarqué antérieurement des signes de pléthore et des congestions sanguines. Outre l'application d'un grand nombre de sangsues, on administra au malade le calomel à haute dose, comme moyen antiphlogistique ; il eut une forte salivation, mais les symptômes paralytiques disparurent avec une rapidité étonnante, dans l'espace de *trois jours*.

Personne alors n'aurait pu deviner la nature syphilitique de ces accidents, et la raison pour laquelle, ils avaient cédé si vite à l'emploi du calomel. Le malade eut de nouveau neuf mois de repos, au bout desquels il fut pris d'accidents nerveux particuliers et nommément d'une insomnie opiniâtre et rebelle à tous les moyens. A ce symptôme se joignirent des maux de tête intolérables, survenant pendant la journée et après le plus léger repas : une simple tartine de beurre, prise le matin, occasionnait les mêmes douleurs que la nourriture là plus substantielle ; aussi le malade fut-il obligé de se borner à des bouillons et à des fruits cuits pour toute alimentation. Cet état durait depuis une année, pendant laquelle le malade n'avait pas goûté un quart d'heure de sommeil. Il était devenu pâle et mélancolique, et las de vivre. Cependant il n'avait pas notablement maigri. Tous les moyens ayant échoué, le docteur Bœhr, se rappelant tous les antécédents du malade, sa première infection depuis laquelle il n'avait jamais été bien portant, et surtout la prompte disparition des accidents apoplectiques, à la suite du calomel, fut conduit à admettre que ces différents phénomènes morbides, si rebelles aux moyens ordinaires pourraient bien être d'origine vénérienne. Il proposa donc au malade de le soumettre à un traitement [par les frictions mercurielles et par l'abstinence.

Le traitement fut institué, et il s'ensuivit une salivation extrêmement abondante ; mais lorsqu'elle fut arrêtée, le malade, loin de se trouver d'abord soulagé, ressentit les mêmes embarras de digestion et ses anciens maux de tête. On le mit à une diète lactée, quelque temps après le sommeil revint. Quatre mois plus tard, ayant essayé de prendre une nourriture plus substantielle, il n'éprouva pas de céphalalgie ; enhardi par le premier succès, le malade a pris successivement une plus grande quantité d'aliments, jusqu'à ce qu'il ait pu se nourrir enfin d'une manière plus régulière. Depuis cette époque, ses maux de tête ne sont plus revenus, les digestions se font avec facilité, et il n'a cessé de jouir d'une santé plus robuste qu'avant l'époque de son infection vénérienne.

On voit qu'un traitement mercuriel a pu seul sauver ce malade. La meilleure santé a succédé à cette kyrielle de symptômes de natures diverses et qui n'avaient en apparence aucune ressemblance avec la syphilis.

Amaurose syphilitique.

F......, âgé de trente ans, eut une blennorrhagie qui s'accompagna bientôt d'une excoriation au prépuce; il employa les mercuriaux, mais sans observer de diète ni de régime convenable. La maladie locale disparut, mais il lui succéda une difficulté dans la déglutition, accompagnée de douleurs. Cette affection consécutive fut traitée pour une angine vénérienne et combattue de nouveau par le mercure; elle parut d'abord vouloir se dissiper, mais pour très-peu de temps, au bout duquel elle revint, se manifestant à des époques plus ou moins rapprochées. Dans cet intervalle, la vue du malade s'affaiblit, surtout d'un côté. On prescrivit la méthode de Dzondi et des frictions stibiées aux angles de la mâchoire inférieure, mais le tout inutilement; enfin, on eut recours à la méthode *antisyphilitique par abstinence* qui produisit un rétablissement complet.

Syphilis constitutionnelle sous la forme d'une phthisie dorsale

N....., âgé de trente-quatre ans, eut, il y a quatre ans, un chancre au pénis qui guérit au bout de quatre semaines, par l'emploi méthodique du mercure; à l'exception de douleurs rhumatismales vagues, N.... s'était parfaitement bien trouvé, lorsqu'il y a trois ans, il commença à souffrir de faiblesses dans les jambes et de douleurs lombaires. Bientôt les symptômes augmentèrent, et la maladie connue sous le nom de phthisie dorsale apparut avec tous ses caractères. Cependant rien dans la manière de vivre, ni dans la constitution du malade, ne paraissait avoir favorisé le développement d'une pareille affection; il s'y joignit plus tard des accès épileptiformes, qui revenaient surtout la nuit. Tous les remèdes employés habituellement contre l'affection de la moelle ayant été épuisés, on arriva à penser que l'infection syphilitique, qui avait donné lieu depuis neuf ans à une série de phénomènes interrompus seulement à des courts intervalles, pourrait être aussi la cause des accidents actuels. Le docteur Bœhr proposa sa méthode au malade, à laquelle il se soumit volontiers, et les résultats furent tels qu'au bout de quelque temps les symptômes de la moelle épinière, l'épilepsie et les douleurs rhumatismales disparurent, et après quelques mois N....., qui avait repris toutes

ses forces, put de nouveau marcher comme de cou-
tume.

Hépatite chronique de nature syphilitique.

X., âgé de quarante ans, eut, il y a cinq ans, un chancre qui disparut par l'emploi du mercure. Bientôt après
il se manifesta aux jambes et sur le dos des dartres,
auxquelles le malade attacha peu d'importance; mais
il se développa insensiblement une maladie de foie, caractérisée par la perte de l'appétit, une bouche amère,
une langue chargée et jaunâtre, des douleurs d'abord
pongitives, mais pulsatives à la région hépatique. Le
soir il survenait de la fièvre, et le matin des sueurs
abondantes; pendant l'accès fébrile du soir il se mani-
festait des douleurs à l'épaule et à la cuisse droite. Sclérotique jaune, amaigrissement considérable, selles
irrégulières, tantôt diarrhée, tantôt constipation. L'u-
rine, depuis l'époque où les douleurs hépatiques
étaient devenues pulsatives laissaient déposer un sédiment épais et purulent. Le docteur Bœhr vit le
malade dans cet état; le développement des dartres
immédiatement après la disparition du chancre lui
fit soupçonner que l'affection hépatique pourrait bien
être de nature syphilitique; il crut devoir employer
encore ici sa méthode qui, de nouveau, fut couronnée
d'un plein succès, car le malade guérit entièrement
de ses dartres et de son affection du foie.

*Syphilis se montrant sous la forme d'une affection pul-
monaire ; phthisie ou catharre chronique.*

M. S.... conseiller, avait eu, à vingt ans, une blennorrhagie, mais jamais d'autre maladie vénérienne.
Marié à vingt-quatre ans, il n'avait ressenti aucune
indisposition les dix premières années de son mariage. A trente-quatre ans, il commença à souffrir
d'*hémorrhoïdes vésicales* caractérisées par de la dysurie
et parfois par une émission involontaire de l'urine
s'échappant goutte à goutte, surtout la nuit, et lorsque le malade n'avait pu entièrement vider sa vessie.
L'urine présentait constamment un sédiment muqueux, rouge et haut d'un travers de doigt. A part
cette incommodité, M. S.... se portait bien, lorsqu'il
ressentit subitement des douleurs violentes occasion-
nées par la présence d'un calcul rénal dans l'urètre.
Il vécut ainsi pendant six ans, trouvant chaque année dans l'usage de l'eau de Carlsbad, un soulagement passager à ses maux. Sept ans après l'expulsion
de son calcul, s'étant exposé, au printemps, à un re-
froidissement subit, il fut pris d'un coryza et d'une
toux intense avec expectoration abondante; fièvre le
soir, sueur le matin, amaigrissement considérable,
enfin, tous les signes d'une phthisie pulmonaire.
Tous les remèdes avaient été inutilement employés,
le cas paraissait désespéré, quand tout à coup le malade fut couvert au front et sur toute la face de pa-

pules cuivrées ; de semblables taches s'étendirent sur toute la surface cutanée. L'existence d'une blennor-rhagie antérieure à l'apparition de ces symptômes secondaires engagèrent à recourir à un traitement mercuriel ; on choisit le sublimé à petites doses, et une décoction de salsepareille ; peu à peu les papules et les taches pâlirent et disparurent, et ce qu'il y a de plus remarquable, c'est que les symptômes du côté de la poitrine ont diminué au point qu'il ne reste plus qu'une certaine disposition à la toux pendant un temps froid, mais qui disparaît facilement quand M. S.... se tient chaudement. Mais l'affection vésicale avait persisté, et pendant l'hiver suivant, il s'y était joint des douleurs de tête qui revenaient la nuit et avaient tout à fait le caractère syphilitique. On eut de nouveau recours au sublimé, qu'on fut obligé d'interrompre à cause d'une salivation extrêmement abondante ; plus tard on en vint au précipité rouge et à l'asbtinence ; le malade guérit entièrement, et de ses maux de tête et de son affection vésicale, qui avaient duré une dixaine d'années. Il ne lui reste plus de ses anciennes incommodités, qu'un état de constipation qui réclame de temps à autre l'emploi de moyens apéritifs.

Syphilis simulant une hémoptysie avec phthisie laryngée.

La forme tout à fait insolite qu'a revêtue ici la maladie vénérienne et l'erreur de diagnostic à laquelle elle a donné lieu rendent cette observation très-remarquable.

B***, âgé de vingt-cinq ans, d'une constitution autréfois robuste, avait joui constamment d'une bonne santé; il avait commencé à cracher le sang. Le médecin auquel il s'était adressé d'abord lui avait recommandé le séjour et l'air de la campagne, après avoir tâché de combattre par tous les moyens thérapeutiques une affection qui faisait chaque jour des progrès. Cet état durait depuis plus d'un an, quand M. Bœhr le vit pour la première fois : le malade était arrivé à un haut degré d'émaciation ; la toux était fréquente, et il expectorait chaque fois une quantité considérable d'un sang vermeil ; la voix était faible et il éprouvait des douleurs au cou. Le soir il y avait de la fièvre ; le pouls était dur, très-fréquent et petit. Le matin les sueurs étaient excessives. Ne pouvant trouver de cause plausible à ce crachement de sang continuel, et ayant appris que le malade avait eu, quelques années auparavant, un chancre qu'il crut avoir été guéri trop tôt, le docteur Bœhr eut l'idée d'examiner l'intérieur de la bouche ; il y trouva, en effet, que le voile du palais et la pharynx étaient garnis de grands ulcères très-enfoncés, à bords hauts, inégaux, coupés à pic, lardacés, portant en un mot tous les caractères d'ulcères syphilitiques. Dès lors plus de doute que le sang expectoré ne fût fourni par ces ulcères, qui eux-mêmes étaient consécutifs à la première infection qui avait produit le chancre, car depuis cette époque le malade ne s'était plus exposé. Quoiqu'il fût dans les conditions les plus défavorables, et malgré son état d'affaiblissement, de maigreur et de fièvre hectique, on lui proposa les frictions mercurielles et le traitement par le jeûne. B....... voyant dans ce traitement sa dernière chance de salut, se soumit à tout, on suivit la méthode Rutt.

Le premier jour, un gros d'onguent mercuriel simple aux deux jambes.

Le troisième jour, un gros et demi aux cuisses ; on continue ainsi tous les deux jours, jusqu'au seizième.

Le quatorzième jour, salivation extrêmement abondante.

Le dix-septième jour, administration d'un purgatif avec le jalap.

Le dix-huitième jour, on reprit les frictions mercurielles, qui furent continuées tous les deux jours et alternativement, comme dans les premiers temps.

Le ptyalisme devint extrêmement fort ; mais déjà pendant son cours, la fièvre alla en diminuant, la toux devint moins forte et le crachement de sang de plus en plus faible. La maigreur seule avait persisté, ce qui n'est point étonnant, à cause du régime débilitant que le malade avait subi. Cependant sa physionomie s'améliora et il put de nouveau goûter quelque repos et un peu de sommeil. L'amélioration alla toujours en augmentant ; il survint bien un nouveau mouvement fébrile, mais qui ne dura que quelques jours. On fit prendre au malade tous les deux jours un bain jusqu'à la cessation complète de la salivation qui eut lieu un mois après. A cette époque les chancres de la gorge étaient entièrement cicatrisés, la voix était redevenue forte et sonore, la respiration libre et toutes les fonctions normales; il ne restait plus qu'un peu de faiblesse. On mit encore pendant six semaines M. B** à l'usage de la salsepareille, et au bout de ce temps, on put le considérer comme entièrement rétabli. Depuis lors il s'est marié, a eu trois enfants, tous également sains, et il ne s'est jamais ressenti de son *ancienne* infirmité.

Observation qui prouve la possibilité de la transmission de la syphilis d'un père à son enfant sans la communiquer à la mère.

M. de W. vint à Berlin, où s'étant exposé à un coït impur, il contracta un chancre qui disparut à la suite d'un traitement mercuriel. Quelques semaines après sa guérison, sa femme légitime vint le rejoindre, elle devient bientôt enceinte, et pendant toute sa grossesse, elle ne montra aucun signe qui pût indiquer une infection syphilitique. Elle donna le jour à une petite fille qu'elle allaita elle-même. Le père, au moment de la copulation, ne paraissait plus porter aucune trace de sa première infection. L'enfant resta bien portante les trois premières années, lorsqu'elle fut tout à coup couverte, dans l'interstice des fesses à

l'anus et aux grandes lèvres, d'ulcères rougeâtres, profonds, qui augmentèrent rapidement de nombre et
d'étendue ; en même temps, il se manifesta aux mol-
lets des taches d'un rouge cuivré ; la petite malade fut
prise d'un coryza qui embarrassa beaucoup la respiration, et il se détacha de ses fosses nasales des croûtes d'un aspect particulier. Plusieurs moyens furent
employés sans succès, et le mal marchait avec une
rapidité effrayante. La nature des ulcères, la coloration particulière des taches, et l'aveu du père qui
rapporta au médecin avoir eu un chancre peu de semaines avant que sa femme fût venue le rejoindre,
éclairèrent ce dernier sur la nature de l'affection qu'il
avait à combattre : il résolut en conséquence d'administrer le mercure, et il choisit le mercure soluble
d'Hahnemann, qu'il donna à un dixième de grain matin et soir. Sous l'influence de ce nouveau remède,
les symptômes s'améliorèrent avec une telle rapidité
que la guérison fut complète au bout de trois semaines ; mais quelques mois plus tard, il y eut une rechute, et tous les symptômes antérieurs reparurent.
L'administration du mercure les fit disparaître comme
la première fois. Depuis cette époque, l'enfant a été
atteinte d'hydrocéphale, à la suite de laquelle elle a
conservé une hémiplégie qui s'est dissipée en partie.
La petite W..., qui avait atteint l'âge de trois ans et
six mois, a eu de nouveau un ulcère à la voûte palatine, qui a cédé à l'emploi du sublimé. Depuis lors,
elle a constamment joui d'une bonne santé.

Toutes ces observations démontrent que la sagacité et la bonne foi du docteur Bœhr sont vraiment admirables. Elles prouvent aussi les éminents avantages qu'on peut retirer de l'emploi du mercure quand il est sagement administré, quand on sait en graduer et modifier l'action, et surtout lorsqu'on tient compte du tempérament et des forces du malade ; elles prouvent encore qu'on ne doit pas craindre d'administrer les diverses préparations mercurielles, non-seulement aux personnes chez lesquelles ce médicament paraît agir lentement, mais encore à celles dont les symptômes morbifiques sont profondément enracinés.

M. M...., ancien militaire, ayant fait dix ans de campagnes en Afrique, se retire du service. Peu d'années après, il se trouve atteint de douleurs poignantes dans la région cardiaque ; la respiration devient difficile, les extrémités inférieures s'engorgent, deviennent doubles de volume, le ventre se tuméfie, une ascite se déclare ; pendant quatre mois le malade suit le traitement de divers médecins ; le mal s'aggrave, la respiration devient on ne peut plus pénible ; matité dans la région précordiale, le cœur bat avec force, semble soulever les côtes ; la circulation se fait avec difficulté dans le lob supérieur du poumon gauche.

Appelé à cette extrémité, il fut facile de constater qu'il n'y avait provisoirement d'autre ressource que la ponction : dix-huit litres d'eau furent retirés de la cavité abdominale. Après l'opération, cette région, bien palpée, ne fit reconnaître aucune affection organique, aucun engorgement; tous les moyens de médication devaient donc être employés pour combattre une hypertrophie apparente du ventricule gauche; rien ne put arrêter la réapparition des symptômes que la ponction avait fait disparaître; vingt jours après on pouvait constater de nouveau l'existence de neuf à dix litres d'eau dans la cavité abdominale; cette maladie étant sans ressource, le malade devait indubitablement mourir. Ayant remarqué que depuis peu de jours des espèces de taches et quelques pustules s'étaient déclarées au front et aux joues, je renouvelai de nouveau mes questions sur les maladies antécédentes qu'il avait pu avoir; il m'assura n'avoir jamais rien eu, quoique militaire; malgré ses dénégations, je lui prescrivis le sirop dépuratif, modifié convenablement pour sa position. L'effet en fut étonnant : les palpitations cessèrent, l'appétit revint, il n'y eut plus de mouvement fébrile; tout allait à merveille, il restait seulement dix à onze litres d'eau dans la cavité abdominale ; une nouvelle ponction fut pratiquée; le malade, débarrassé, recouvre sa santé, devient très-maigre et reprend ses occupations habituelles.

CHAPITRE VII.

Le traitement des maladies qui ont leur siége aux
parties génitales, a fixé de tout temps l'attention des
médecins, des philosophes et des législateurs. C'est
pour faire cesser les échauffements et l'irritation si
fréquents, provenant de la difficulté et souvent de
l'impossibilité de découvrir le gland, que la circoncision a été religieusement prescrite dans les pays
chauds. En Europe on peut, sans inconvénient, s'en
dispenser; mais il n'en est pas de même dans les
régions équinoxiales et tropicales. Dans ces contrées,
cette secrétion assez épaisse, de consistance un peu
butyreuse et à odeur forte, qui se forme entre le gland
et le prépuce, est beaucoup plus irritante, plus susceptible de fermentation que sous les degrés de lati-
tude nord; sous l'influence de ces climats brûlants,
cette odeur est tellement prononcée, et la secrétion
tellement active, que, pour peu qu'on néglige le

moindre devoir de propreté, toutes ces parties s'enflamment et deviennent le siége de prurit, de cuisson, d'écoulements très abondants; des ulcères rongeants s'y établissent et occasionnent souvent de grands ravages.

Par la circoncision, qui a pour but l'ablation du prépuce, il résulte que, le gland étant à nu, cette sécrétion non-seulement ne se forme plus, mais le gland lui-même perd encore beaucoup de sa sensibilité. Il n'est plus si sujet à l'inflammation et beaucoup moins susceptible de contagion.

Chez les femmes des peuples dont je viens de parler, la secrétion qui s'opère aux parties sexuelles est aussi très abondante; chez beaucoup d'entre elles, on observe que cette sécrétion offre une couleur un peu rosée et donne ainsi une apparence de règles continues.

Les divers traitements employés pour guérir les affections des parties génitales, autorisent à penser qu'à toutes les époques de l'antiquité, la maladie vénérienne de nos jours n'a jamais existé à un aussi haut degré. Nulle part, chez les Hébreux, les Grecs, les Romains, on ne trouve de traces d'épidémie aussi générale, aussi effrayante et offrant des symptômes mortels aussi multiples. Le mal se concentrant le plus ordinairement aux parties sexuelles, il effrayait moins, on le combattait et il disparaissait avec une plus grande facilité; il était ordinairement le résultat de la débauche, de la malpropreté; aussi, ne voit-on ni traitement particulier, ni spécifique contre ces maladies : seulement, des moyens généraux, observés avec beaucoup plus de succès que si le siége de l'affection existait sur d'autres parties du corps, étaient alors expressément recommandés. Cette recommandation était une sorte de commandement, une exigence, une loi chez les Hébreux, même avant Moïse. Les recherches les plus minutieuses prouvent que c'est le peuple chez lequel il y a eu le plus d'exemples de lésions, d'affections des parties génitales, et chez lequel on retrouve le plus de symptômes analogues à ceux qu'on observe aujourd'hui. On a vu, dans le chapitre premier, quelle horreur on avait de la personne qui était déclarée impure, infectée *de la grosse vérole*. Cette réprobation pour ceux affectés de maladies aux parties génitales a existé chez tous les autres peuples, dans tous les siècles, mais à un moindre degré.

Dans le commencement de l'épidémie du xv⁰ siècle, les esprits étaient tellement frappés de terreur, par la mort prompte, douloureuse et horrible du plus grand nombre de ceux qui étaient atteints de cette maladie, et les moyens curatifs étaient eux-mêmes si insuffisants, que pendant longtemps on n'a opposé contre ce fléau qu'une passive résignation.

L'analogie qu'on croyait reconnaître entre cette maladie et la lèpre, et l'emploi du mercure, dont on se servit avec quelque succès pour combattre cette dernière, suggérèrent l'idée de l'administrer contre la nouvelle épidémie. Il fut donné sous diverses formes et d'après les préparations du temps, mais aussi avec toute l'irrégularité des procédés qui existaient, car la chimie n'était pas alors une science, mais bien un vrai chaos entre les mains des alchimistes; et si ce métal est quelquefois inefficace, aujourd'hui surtout qu'on en connaît si bien les propriétés et les effets, je laisse à penser si les insuccès devaient être alors fréquents. Pour y remédier, on imagina un nombre infini de moyens : chacun avait sa recette.

Les bois sudorifiques furent d'abord proposés, alternativement avec le mercure ou pour le remplacer. Leur emploi fut même, dans un temps, tellement général, qu'on faisait des vases de bois de gaïac, dans lesquels buvaient les malades ; on était persuadé que de l'eau simple qui restait vingt-quatre heures dans ces vases avait d'infaillibles propriétés sudorifiques. Ces substances devaient éprouver le sort des médicaments proposés comme devant être administrés indistinctement dans tous les cas ; bons, très avantageux dans quelques-uns, ils échouaient dans beaucoup d'autres. On les abandonna en partie pour en chercher de nouveaux. Aussitôt qu'un procédé et qu'une plante paraissait réussir, ils étaient immédiatement prônés, mais presque aussitôt rejetés. Ainsi, en voulant trouver un moyen exclusif, on abandonnait un remède qui ne pouvait avoir une action générale sans tenir compte des cas où il pouvait réussir. Cette manie de vouloir trouver une panacée antisyphilitique faisait qu'on était constamment dans le vague, dans l'incertitude, et qu'il n'y avait aucun traitement rationnel. Un au-

teur a même été jusqu'à avancer que cette maladie
pouvait être traitée par la *faim*; il ne donnait presque rien intérieurement, affaiblissait considérablement
les malades par une inanition prolongée, et parvenait
souvent à diminuer beaucoup la violence des symptômes; mais on pense bien qu'il ne remédiait pas au
mal, qu'il n'attaquait pas le virus, et que la réapparition de la maladie a bientôt forcé d'abandonner
cette singulière pratique.

Une autre méthode qui a fait beaucoup de mal est
celle dite, par salivation; elle était on ne peut plus
dégoûtante, douloureuse et nuisible, dans les hôpitaux surtout. Il n'y a pas longtemps encore que les
malades étaient couchés dans des draps gras, infects,
noircis par l'agent mercuriel, avec lequel on les fric-
tionnait, jusqu'à ce qu'il y ait une certaine quantité
de mercure introduite dans le corps, pour irriter ,
enflammer les glandes salivaires. Le résultat était
une excessive salivation , découlant constamment de
la bouche des patients, dont quelques-uns rendaient
jusqu'à deux litres de salive par jour; il y avait grande
difficulté de parler, occasionnée par un grand nombre d'exulcérations; il survenait une forte inflammation de la langue, des parois buccales, et de tous les
tissus adjacents; il survenait une forte fièvre. Il y avait
pendant deux ou trois semaines impossibilité de manger; le malade, après ce traitement, avait encore à
souffrir plusieurs mois de convalescence, et la certitude d'avoir, par ce procédé, abrégé sa vie de plu-

sieurs années; ce qui lui était clairement démontré par l'affaiblissement considérable de ses facultés et par le délabrement de sa constitution et une extrême débilité.

Le traitement suivi dans les hôpitaux a toujours été affreux, barbare, jusqu'en 1787, dans le cours du dix-septième siècle, ainsi que dans la plus grande partie du dix-huitième. Les malades étaient relégués à Bicêtre, dans plusieurs salles qu'on leur avait abandonnées ; elles étaient petites, très-peu aérées, et la plupart des croisées ayant été murées, elles ressemblaient à de vrais cachots ; les murs étaient couverts de toute sorte de malpropreté. En 1786 feu Cullerier trouva les carreaux totalement disparus, et recouverts par des ordures qui, selon lui, dataient au moins d'*un siècle*. Ces salles, ou plutôt ces sépulcres, n'étaient destinés que pour cent malades, cinquante hommes et cinquante femmes. La piété et la pitié de ceux qui se portaient bien n'allaient pas au delà de ce nombre, et comme il n'y avait qu'un lit pour *huit malades*, la moitié de ces malheureux s'en emparaient pendant douze heures, les quatre autres gisaient à terre en attendant que leur tour fût venu. Ce défaut de soins et de propreté en faisait mourir un sur deux, et malgré cela le nombre des malades était si élevé, et les symptômes si horribles, que c'était cependant encore un bonheur d'être admis dans ce tombeau.

A l'époque où ces malades n'avaient que Bicêtre pour être soignés les demandes d'entrée étaient cinq fois plus nombreuses que les admissions; les malades qui imploraient cette charité, ne formaient pas encore le quart de ceux qui avaient besoin de secours, et parmi ces derniers, la moitié même, en échappant à la mort, restaient estropiés ou horriblement défigurés. Je ne parle pas des remèdes qu'on employait, car leur vertu, leur qualité et leur mode d'administration, ressemblaient au genre de compassion, à l'humanité qu'on avait pour ces malheureux; j'en donnerai une idée en disant qu'un chirurgien, nommé Coulomb, chargé de ces secours, avait estimé à six sous les dépenses nécessaires pour une guérison complète.

Aujourd'hui, il y a autant d'incohérence, et plus peut-être encore, dans l'administration d'un mode de traitement, que dans les deux ou trois siècles qui ont précédé; mais les raisons en sont bien différentes.

Dans le commencement de l'invasion, la marche active du mal lui faisait conserver un caractère constant, unique; maintenant cette maladie est la cause directe ou indirecte d'une foule d'autres. Elle dégénère, elle prend une autre forme avec une facilité surprenante; et si l'on ne tient compte de cette propriété de transformation, il en résulte le plus ordinairement des affections d'abord légères, qui deviennent ensuite graves et funestes.

La syphilis ne paraît souvent que peu de chose; car sur dix cas pris au hasard, huit peuvent aisément guérir sans mercure: dans ce nombre, quatre disparaissent très-bien par des sudorifiques ou autres médicaments doux, aidés d'un régime; et les quatre autres céderont à des moyens faciles, à de simples tisanes. De cette bénignité ordinaire des symptômes, on a pu concevoir des doutes sur le plus grand nombre de cas existants. C'est ainsi qu'on a commencé à éliminer tous les écoulements simples du canal de l'urètre, les balanites (écoulements dont le siége existe dans les glandes sébacées qui se trouvent dans la peau qui forme la surface du gland et la face interne du prépuce); ensuite on a mis en doute le caractère vénérien de beaucoup de chancres : il résulte de cette manière d'envisager le mal, et de la propriété qu'ont plusieurs applications topiques, de faire disparaître facilement les symptômes extérieurs, que, pour ces cas, la syphilis paraît ne pas exister; mais il ne faut pas pour cela conclure de ce qu'un symptôme est disparu que la maladie en est guérie, elle est au contraire plus à redouter qu'avant.

Refoulé intérieurement, le virus peut bien rester quelque temps inactif, endormi en apparence, mais il n'en n'agit pas moins d'une manière certaine, lente, il est vrai, mais si caractéristique qu'après un laps de temps plus ou moins long, on est tout étonné de voir surgir, à la moindre cause, des symptômes de syphilis qui démontrent une infection générale, et qui demandent un traitement immédiat, actif, et souvent d'une grande difficulté. Ce sont les résultats ordinaires de ces traitements antiphlogistiques, et la conséquence habituelle de cette médecine, appelée médecine physiologique, système erroné, qui a fait un peu de bien en détruisant quelques erreurs et bien des préjugés, mais qui a fait bien du mal. On ne voulait voir partout que des inflammations aiguës ou chroniques, au moins. Brown, partant de l'état de santé, ne voyait dans toutes les maladies que défaut ou excès de vie, asthénie ou sthénie ; il ne voyait également que des médicaments toniques ou débilitants ; il en reconnaissait l'action, pendant que ceux qui s'instituaient les partisans de la médecine physiologique, avaient mis à l'index presque toute notre pharmacopée, ils avaient renié toutes les ressources médicales, sans réfléchir que, dès lors, ils n'étaient plus médecins.

Ce qui a pu induire en erreur les antivirumanes, c'est d'abord cette foi robuste, cette croyance sans bornes de tout ce qui émanait du maître. Ces idées étaient cependant tellement absurdes, que le bon sens d'une très-grande quantité de malades tenant avant tout à leur guérison, leur faisait suivre en cachette un autre traitement. C'est ce qui arrivait spécialement au Val-de-Grâce, où les partisans du non-virus ont été trompés sur la plupart des faits qu'ils donnent pour preuve de leurs raisonnements, ils ont été induits en erreur par les malades mêmes, qui ne prenaient pas ce que les médecins prescrivaient, et par d'autres qui faisaient venir du dehors leurs médicaments : ainsi des malades, à qui ils croyaient administrer du mercure, ne le prenaient pas, et leurs symptômes s'aggravaient par le défaut de médicaments ; alors ils étaient persuadés, et ils soutenaient que c'était le mercure qui exaspérait cette affection. Les malades qu'ils soumettaient au régime antiphlogistique, faisaient souvent venir du dehors un traitement mercuriel qu'ils s'administraient eux-mêmes, et guérissaient parfaitement bien. Ces messieurs s'attribuaient cette cure, proclamaient par toutes les voies possibles que la guérison avait eu lieu par la méthode antiphlogistique : ils auraient dû se montrer un peu moins confiants, plus clairvoyants, avant de se prononcer et de faire imprimer des observations basées sur des erreurs aussi inconcevables. Je pourrais en fournir un grand nombre prises dans ma pratique ; mais pour ôter toute idée de partialité, je préfère donner ici connaissance de faits semblables, ainsi que l'opinion d'un profond observateur, d'un de nos meilleurs praticiens, le docteur Rognetta ; on verra par ces faits combien ces messeieurs sont loin de la vérité.

Lettre du docteur Rognetta au docteur Troncin.

« Mon cher ami et confrère,

» Vous me demandez quelle est mon opinion à l'égard de la nature de la syphilis, je vous la dirai franchement et en peu de mots.

» Je considère la syphilis comme une maladie spéciale, dépendant d'un virus *sui generis*, transmissible par le contact du pus vérolique avec une surface absorbante et guérissable *radicalement* par le mercure ; je dis *radicalement*, car les guérisons qu'on obtient des chancres, à l'aide des antiphlogistiques seuls, ne sont que temporaires , la maladie reparaît constamment plus tard sous une forme *diathésique*.

» Personne plus que moi n'aime la vérité, personne plus que moi ne partage des sympathies pour la véritable médecine physiologique, et cependant je vous avoue que je ne peux pas me décider à suivre les idées des Broussaisiens sur le traitement de cette maladie.

» Ces messieurs prétendent : 1° que les seuls moyens antiphlogistiques suffisent pour guérir la syphilis ; 2° que les mercuriaux ne guérissent pas la vérole. Je crois, moi, qu'il y a du faux et de l'illusoire dans cette conviction, et voici comment :

» Des malades qui ont servi de base aux expériences thérapeutiques faites par les praticiens qui soutiennent cette doctrine, les uns ont suivi en cachette des traitements différents de ceux que les médecins leur prescrivaient dans les hôpitaux ; les autres n'ont été guéris que pour quelque temps seulement : la maladie a recidivé plus tard. Voici les preuves de ces deux assertions :

» J'ai dernièrement donné des soins à un capitaine de cavalerie en congé (rue Saint-Lazare, 154), pour une maladie autre que la syphilis ; ce militaire sortait du Val-de-Grâce, où il était resté quatorze mois pour une affection au genou , suite d'une chute de cheval, et pour une syphilis ancienne ou constitutionnelle.

Il y a été traité de cette dernière maladie uniquement par les antiphlogistiques. Eh bien ! ce militaire m'a assuré sur son honneur que lui, conjointement à d'autres malades qui étaient soumis à la même méthode de traitement, se faisaient apporter du dehors des pilules de deuto-chlorure de mercure qu'ils prenaient en cachette des médecins de l'hôpital. Ce capitaine est sorti de l'hôpital guéri de sa syphilis, et cependant le praticien qui l'a soigné a très-probablement inscrit sur ses registres que ce malade, conjointement à d'autres qui se comportaient de la sorte, *avait été guéri par les antiphlogistiques.*

» Mais ce n'est pas tout, d'autres malades affectés de la vérole, qu'on traitait dans le même hôpital comparativement par les mercuriaux, ne prenaient pas du tout les médicaments qu'on leur prescrivait. Ils jetaient dans les latrines les pilules mercurielles, afin de prolonger leur séjour à l'hôpital. Les médecins voyant la syphilis résister opiniâtrement sur ces malades, *concluaient mal à propos que le mercure ne guérit pas la maladie vénérienne.*

» Voici un autre exemple de ce cas, dont je suis moi-même témoin :

» Un malade de l'Hôtel-Dieu, ayant des ulcères syphilitiques à la gorge, était depuis deux mois traité par M. Breschet, salle Sainte-Agnès, par les pilules et les tisanes. Le mal se montrait stationnaire. Après cette époque on conçut quelques soupçons sur l'exactitude du malade dans l'exécution du traitement. Il finit par avouer qu'il n'avait jamais voulu prendre les pilules qu'on lui avait données, et qu'il les avait constamment jetées par une fenêtre.

» Je pourrais maintenant vous rapporter un grand nombre de cas de malades vérolés qui avaient été traités *uniquement* par les antiphlogistiques et expédiés des hôpitaux comme guéris de leur syphilis primitive. et qui cependant sont plus tard entrés à l'Hôtel-Dieu avec tous les symptômes d'une vérole secondaire. Vous trouverez plusieurs cas de ce genre dans la *Revue médicale de Paris,* que j'ai publiés sous le titre de *Syphilis dans les cas douteux* et qui sont tous guéris par les pilules de deuto-chlorure de mercure, administrées d'après la méthode de M. Dupuytren.

» Je me résumerai donc en vous disant : 1° que, depuis longues années que je suis la pratique de M. Dupuytren, je n'ai jamais vu les mercuriaux dans les mains de ce grand maître manquer une seule fois le but de leur application contre la syphilis ; 2° que si quelquefois le mal ainsi traité se récidive, c'est que le malade a trompé le médecin, ou bien que celui-ci n'a pas administré le remède en question avec assez de persévérance et de méthode ; 3° que les antiphlogistiques ne guérissent pas radicalement de la vérole. »

Je n'ajoute pas un mot à cette lettre, qui est assez caractéristique.

Aujourd'hui, les médecins se partagent sur l'emploi des moyens propres à combattre cette maladie.

Les uns, qui ont observé judicieusement, croient qu'il est impossible de guérir sans mercure ; d'autres repoussent sans exception l'usage de ce métal ; quelques-uns, par spéculation, prônent les sudorifiques , et profitent de l'effroi qu'ont pu occasionner quelques cas malheureux où des préparations mercurielles ont été administrées sans discernement et par des mains inhabiles. L'aveuglement, l'entêtement et l'inexpérience ont presque autant nui que le mal lui-même. Par opinion personnelle, par système, combien ne voit-on pas de médecins se refuser opiniâtrement à toute croyance autre que la leur, et combattre pour consacrer une erreur plutôt que de faire quelque recherche propre à les éclairer ?

Le traitement de la maladie vénérienne demande peut-être plus que tout autre à être varié à l'infini : il ne saurait, il ne peut y avoir de méthode fixe ; ainsi, le traitement ne peut être le même chez un enfant, un adulte ou un vieillard ; il ne peut être le même chez l'homme et chez la femme, et les médicaments doivent varier en force, en quantité : ils seront plus ou moins actifs, selon que le malade aura des symptômes plus ou moins aigus, selon la force ou la faiblesse de l'individu. On doit prendre en sérieuse considération l'état de santé avant la contagion. Il y aura une différence très-grande dans le traitement si l'individu est scrofuleux, phthisique, hypocondriaque ou.... On doit aussi bien tenir compte du climat, de la saison, de la profession et des habitudes du malade.

7

Les différences du traitement doivent être grandes entre une jeune fille faible et grêle et une femme robuste. Elles doivent être minutieuses pour la femme enceinte, pour la nourrice. Que de circonspection ne doit-on pas avoir en traitant un enfant ! Quelle différence ne doit-on pas admettre s'il est allaité ou s'il est complétement sévré ! Quels soins, non-seulement par rapport à lui, mais aussi pour la nourrice, qui, la plupart du temps, est victime d'une maladie dont, par un peu de conscience et d'humanité, on aurait pu la garantir !

Ces modifications sont d'autant plus nécessaires, qu'on voit souvent, dans des maladies rebelles et de longue durée, certaines préparations, soit minérales, soit végétales, faire d'abord merveille, rester ensuite sans action, sans effet, à un tel degré, qu'on voit des symptômes qui disparaissent ou avaient déjà disparu, se montrer de nouveau, quoique le même médicament soit continué et administré avec beaucoup de soin.

D'après toutes ces considérations, je laisse à penser quel jugement on doit porter sur toutes ces méthodes, sur tous ces traitements uniformes, appliqués comme une distribution à une réunion de syphilitiques. Comment espérer réussir avec le même médicament, constamment et indistinctement donné aux sept huitièmes des malades (1), comme cela arrive dans beau-

---

(1) L'observation suivante n'a pas besoin de commentaires. C... âgée de dix-huit ans, entre à l'hôpital des Vénériens. Cette

coup d'hôpitaux? Quel jugement doit-on porter sur cette vieille et infidèle préparation qu'un grand opérateur mercantile a exhumée du néant pour en exploiter le secret en toute sécurité? Est-il probable que cette composition qu'on nomme Rob de Boyveau-Laffecteur puisse guérir la syphilis partout et chez tous indistinctement, sans aucune modification dans sa composition? Les bouteilles sont pourtant les mêmes pour le Lapon comme pour le nègre de la Sénégambie, pour l'habitant des îles Sandwich comme pour le sybarite parisien. A l'aide de quelques centaines de mille francs, son efficacité et son infaillibilité sont proclamées partout.

C'est ainsi que, de par la loi, on se joue de la santé publique; c'est ainsi que, par l'inefficacité de ces médicaments, la syphilis dégénérée se propage d'une manière incroyable; c'est ainsi que les maladies se multiplient sans fin. Les médecins y trouvent leur profit; ne serait-il pas permis d'interpréter d'une manière défavorable leur tolérance et leur silence? Pauvre humanité! ta crédulité fait que l'égoïsme calcule jusque sur ta santé.

---

fille était affectée de nombreuses végétations, avec ou sans pédoncules : elle fut excisée un nombre infini de fois ; elle employa depuis son entrée jusqu'à sa sortie, qui eut lieu le 30 mai suivant, trois cents grammes d'onguent mercuriel. Malgré cette dose énorme, la malade ne guérit pas, et les médecins cédant aux instances de cette jeune fille, et persuadés du reste de l'inutilité de leurs moyens, la laissèrent sortir de l'hôpital.

On voit donc qu'il ne peut y avoir de traitement uniforme; qu'à chaque instant il doit être varié, modifié; que la plupart des insuccès sont dus à ces masses exorbitantes de médicaments préparés sous forme de pilules, d'opiat, de mixture ou de rob........ administrés indistinctement à un grand nombre de malades. Certes, on ne prouvera pas que le même genre de médicament puisse être donné indistinctement au tempérament nerveux, lymphatique d'une petite maîtresse et à un fort de la halle aux formes musculaires, herculéennes, et d'un tempérament sanguin. Outre la différence qu'il doit y avoir dans les doses, on conçoit sans peine que ce qui convient à l'un ne saurait convenir à l'autre.

Une cause de nombreux insuccès est encore le mode qui consiste à n'administrer que des moyens peu compliqués, en se contentant d'une seule substance, en négligeant de combiner et de réunir l'action de diverses autres qui ont à peu près la même propriété. L'action n'est-elle pas plus énergique, de la réunion des quatre bois sudorifiques, que de l'emploi d'un seul, du gaïac, par exemple, qui fatigue les organes digestifs, ou de la salsepareille, qui, même bien préparée, est nauséabonde; la squine, le sassafras, quoique inférieurs en propriétés, n'en doivent pas moins être employés concurremment, en ce que ce dernier surtout est aromatique; et si on y adjoint une substance légèrement tonique, il est de toute certitude que ce composé ne troublera pas les diges-

tions, opérera mieux et n'affaiblira pas le tempérament, comme une simple décoction, soit de gaïac,
soit de salsepareille; mais un tel médicament, quoiqu'il soit composé de substances variées, devra encore
être additionné d'un sel mercuriel ou de iodure pour
une maladie syphilitique un peu grave, ancienne surtout, et d'opium conjointement avec le mercure, pour
les cas d'exostose ou de périostose; de dépuratifs, tels
que la gentiane, la patience, la bardane, le houblon,
dans le cas de complication de dartres, ou même pour
les éruptions cutanées syphilitiques; de diurétiques
végétaux ou minéraux, dans les blennorrhagies aiguës
ou chroniques. Les antispasmodiques doivent y être
associés, pour les cas de complications nerveuses; les
purgatifs balsamiques, comme dérivatifs, dans les cas
d'urétrite chronique, ou de concentration du mal,
soit à la gorge, soit au nez, dans les affections cutanées éruptives, à leur déclin particulièrement. Par
cet aperçu, par cette série de substances que je viens
d'indiquer superficiellement; par l'idée rapide que
j'ai présentée sur leur mode d'action réciproque, on
peut conclure qu'il est impossible qu'un remède,
quelle que soit sa composition, puisse être préparé
convenablement pour être administré indistinctement
à tout le monde. On conçoit de là les nombreux man-
ques de guérison et l'absurde prétention d'un remède donné comme capable de guérir dans tous les
cas possibles.

Traitement suivi par l'auteur.

Pour parvenir à posséder un remède efficace, j'admets comme base générale les bois sudorifiques, la squine, le sassafras, la salsepareille, le gaïac, les plantes dépuratives, telles que les racines de bardane, de gentiane, de patience, de saponaire, de tige de douce-amère, de fleurs de houblon; des racines toniques aromatiques d'aunée ou d'ache, la lobélie syphilitique, la fumeterre et la ciguë tachetée, en quantité proportionnée. Une formule exécutée convenablement avec ces diverses substances, pourra servir de base, d'abord à toutes sortes de préparations, pour tous les tempéraments indistinctement; mais elle devra être additionnée, comme je l'ai dit plus haut, en raison des divers tempéraments et des symptômes existants. Ce médicament sera concentré, s'il est pour un homme robuste; il sera affaibli au besoin pour une affection gastro-entérite chonique; il sera lié à diverses préparations d'iode pour les complications de scrofules, et même pour un tempérament lymphatique; il sera uni à la teinture de digitale dans une complication, soit anévrismale, soit hydropique; et à divers sels mercuriaux, le cyanure de mercure, dans une complication ou dans une persévérance de symptômes syphilitiques, etc.

Ce médicament sera très-étendu d'eau, et non additionné, dans les affections primitives et fortement inflammatoires : une cuillerée à bouche de cette préparation, dans un verre d'eau, prise six à huit fois par jour, remplacera parfaitement bien une tisane douce antiphlogistique et diurétique. Les organes digestifs n'en seront pas fatigués, comme cela arrive habituellement, par des boissons délayantes sudorifiques... C'est ce qu'on donne dans les cas de blennorrhagie aiguë, qui exigent qu'on boive très-abondamment. Plus les urines sont étendues, moins il y a de douleur en urinant. Le sirop d'orgeat, dans une décoction de racine de nymphæa alba, réussit admirablement bien ; on ajoute par litre six ou dix grains de thridace. Lorsqu'il y a beaucoup de douleur, on soulage encore le malade en appliquant à nu au périnée et dans toute l'étendue du canal de l'urètre, des cataplasmes de farine de lin, faits avec une décoction de guimauve, pavot et racine de nymphæa ; bains généraux, bains locaux, répétés selon l'urgence ; repos, demi-diète. On portera un suspensoir.

Après huit ou quinze jours de traitement, la période inflammatoire en partie terminée, on examinera bien les taches; si elles sont toujours très-nombreuses, épaisses, d'un jaune verdâtre, et bordées d'un cercle un peu brunâtre, on sera certain que cet écoulement est contagieux et évidemment syphilitique. Le sirop sera alors additionné de deuto-chlorure de mercure; ce sel ne doit être que très-rarement donné à forte dose; il agit à merveille, administré en quantité minime; ainsi, trois à cinq centigrammes suffisent dans une quantité de sirop dépuratif, qui sera employée en six jours. Cette dose augmente constamment à chaque nouvelle bouteille, mais cette augmentation dépasse rarement deux centigrammes pour chaque nouvelle bouteille. On boira moins, le sirop sera moins étendu d'eau, au fur et à mesure que la douleur et les érections seront moins douloureuses ; le régime deviendra aussi moins débilitant. Le sirop sera rendu d'autant plus actif que l'écoulement paraîtra résister.

Il arrive fréquemment que l'intensité, la force des symptômes étant passées, l'écoulement blennorrhagique se supprime presque instantanément ; les conséquences en sont toujours graves, n'importe l'organe sur lequel le mal puisse se porter, soit aux yeux, soit aux testicules. Pour ces derniers, un seul ordinairement se gonfle, s'enflamme ; la douleur est forte, poignante, intolérable, lorsqu'il n'est pas bien suspendu. Cet accident est d'autant plus sérieux que dans les cas les plus heureux il reste constamment une partie de l'organe engorgée, dure, et qui ne se résout jamais. Lorsque le gonflement est fixé à l'épididyme, l'affection est de peu de durée ; il n'en est pas de même lorsque le testicule lui-même est affecté ; il reste des indurations plus ou moins fortes dans le corps même de l'organe, qui sont susceptibles de dégénérer en cancer. Pour empêcher une semblable terminaison, on doit employer toutes les ressources que la médecine peut nous offrir. Ainsi, si on est appelé à temps, on ordonnera immédiatement un repos absolu, des fumigations émollientes quatre ou cinq fois le jour, et d'une demi-heure de durée; enduire toutes les surfaces malades de cérat fortement opiacé, recouvrir ensuite d'un cataplasme de farine de lin très-peu épais, l'appliquer à nu , bien suspendre l'organe. Il ne faut jamais que les cordons spermatiques soient tendus; appliquer des sangsues si l'inflammation est forte et violente, avoir soin de ne jamais les poser sur la région enflammée, toujours aux environs; pratiquer une saignée si la fièvre est trop forte et le sujet d'un tempérament sanguin; lavement légèrement purgatif d'abord, puis ensuite émollient et laudanisé; boissons mucilagineuses et calmantes, potions calmantes, diète.

Tels sont, en substance, les principaux moyens qu'on emploie et qui réussissent toujours. Si on est appelé lorsqu'il reste un engorgement squirreux du testicule, on s'occupera de détruire jusqu'au moindre soupçon d'existence du virus syphilitique. On administrera la ciguë, l'iodure de potassium; on suivra un traitement long, rationnel, avec exactitude; il restera un endurcissement, mais qui sera peu susceptible de prendre un caractère sérieux; on le gardera toute la vie.

Si, par suite de suppression de l'écoulement, les yeux s'affectent, on y remédiera presque instantanément en employant le préservatif très-étendu d'eau pour collyre. Rappeler l'écoulement par des fumiga-

tions, et au besoin en injectant un liquide irritant ;
traitement interne très-actif.

Il ne faut pas que le médecin se laisse décourager
par la persévérance, la tenacité de certain écoulement ;
on s'attachera à bien reconnaître si cette persévérance est due soit à une atonie du canal de l'urètre,
soit à un chancre situé sur un point quelconque du
canal ; on pourra reconnaître ce chancre, la place qu'il
occupe, en palpant le canal dans toute sa longueur ;
on découvre ordinairement un ou plusieurs petits
engorgements du volume d'un pois environ, quelquefois plus gros ; la conviction s'acquiert avec exactitude
par l'introduction d'une sonde dans le canal : elle se
trouve plus ou moins arrêtée à l'endroit correspondant à la dureté de l'engorgement. Quelquefois il n'y
a qu'un point sensible, douloureux, qui rend le parcours de la sonde difficile ; d'autres fois ce sont des
brides. Ces divers obstacles sont le résultat et la conséquence de chancres en suppuration ou en partie
cicatrisés. Cela a souvent lieu malgré le traitement le
plus rationnel. Dans ce cas, le mal est localisé ; il faut
alors, indépendamment du traitement interne, traiter
le mal localement. S'il y a rétrécissement, on emploiera des bougies emplastiques médicamenteuses
enduites de pommade convenable pendant une quin-
zaine de jours ; on achèvera le traitement par des injections avec le préservatif dans les proportions de
deux cuillerées à café étendues dans quinze à vingt
centilitres d'eau d'abord, et ensuite deux cuillerées

à café dans huit à douze centilitres. Toutes les fois qu'une injection est douloureuse, elle est nuisible. On frictionnera régulièrement, soir et matin, le périnée et toute la verge avec une petite cuillerée à bouche de préservatif pur. Cette friction se fera avec la main doucement, légèrement, jusqu'à absorption du liquide. Cela étant exécuté bien régulièrement, il ne reste jamais rien ; à moins d'insistance spéciale du malade, il ne faut administrer ni le baume de copahu, ni le poivre cubèbe. Ces médicaments agissent en répercutant ; ils peuvent bien faire disparaître l'écoulement, mais jamais ils ne guérissent radicalement ; *ils n'ont aucune propriété curative* : leur usage expose constamment à une rechute ou à une maladie syphilitique dégénérée, et toujours à des maux d'estomac difficiles à faire disparaître.

Il est certainement très-facile au médecin d'abréger le traitement avec ces médicaments ; mais si sa réputation y gagne, le malade y perd sa santé. — Si la persévérance est due à une atonie du canal, et que le traitement ait été parfaitement suivi, on le complétera par des injections faites avec un composé de préservatif additionné de dix grains de tannin pur de Pelouze. Pour trois onces de préservatif, deux cuillerées à café pour dix à quinze centilitres d'eau feront promptement disparaître cet écoulement. Ces injections se feront soir et matin avec toutes les précautions possibles.

La blennorrhagie, syphilitique ou non, doit être

traitée avec quelque modification chez la femme. D'abord, le traitement sera en raison du tempérament et des accidents inflammatoires, qui offrent rarement chez elle cette violence qu'on observe chez l'homme. Pour la femme, les lotions, les injections doivent être répétées fréquemment : elles seront appropriées à la nature de l'écoulement, qui, indépendamment de son caractère inflammatoire, peut être de nature dartreuse, cancéreuse.... Il est peu de femmes qui n'aient un écoulement par les parties sexuelles : cela tient au régime, aux habitudes et surtout au café au lait. Il est toujours très-facile de le faire disparaître. Il n'en est pas de même de ceux qui sont dus à des ulcérations ou exulcérations qui se fixent de préférence au col de la matrice ; ceux-là demandent un traitement bien rationnel et prolongé. Le traitement sera différent s'il y a squirre ou commencement de cancer au col ; il sera bien différent, et ne sera considéré que très-secondairement, lorsqu'il sera la conséquence d'une éruption dartreuse ou goutteuse. Excepté dans le cas de cancer, le préservatif, seul ou uni au tannin pur de Pelouze, réussit presque constamment, mais on doit en faire un usage prolongé. Par ce moyen, on est dispensé de suivre un traitement interne : on n'y a recours que dans des cas de complication.

Lorsqu'une blennorrhagie syphilitique est mal soignée, une des suites les plus ordinaires, après un laps de temps plus ou moins long, est un rétrécissement, une diminution de l'air du canal de l'urètre. Cette diminution donne pour résultat une plus ou moins grande difficulté dans l'émission de l'urine. Cette difficulté peut venir jusqu'à la suppression, surtout quand, pour y remédier, le malade ne s'adresse que tardivement au médecin.

Généralement, dans le principe, on y fait peu d'attention, et on ne s'inquiète sérieusement que lorsqu'il y a presque impossibilité d'uriner; on doit alors y remédier diversement, selon la cause directe de ce rétrécissement; il peut être occasionné par une excroissance syphilitique, par des brides, des carnosités, par un engorgement des parois du canal, engorgement qu'on peut parfaitement comparer à l'induration d'un chancre vénérien imparfaitement guéri. Une sonde d'exploration aura bientôt fixé le chirurgien sur sa conduite; s'il y a impossibilité d'uriner, il faut introduire une sonde fine, obtenir un commencement de dilatation et soumettre immédiatement le malade à un traitement actif et sévère, ou multiplier les moyens locaux : bains prolongés, application de cataplasmes émollients enduits de baume tranquille. On appliquera des sangsues s'il y a spasmes, et, si on ne craint une forte inflammation, on frictionnera plusieurs fois le jour avec l'onguent gris simple. S'il n'y a que difficulté, et non impossibilité complète d'uriner, on se dispensera de sonde, de bougie; un traitement actif, suivi avec persévérance, y remédiera d'une manière certaine, et dispensera de toute opération. Après la disparution complète des symptômes, le traitement interne ne doit pas cesser, il doit être continué dix à douze semaines pour éviter toute récidive.

Une conséquence de ces traitements imparfaits de blennorrhagie syphilitique chez un sujet lymphatique, est un engorgement de la prostate. Par l'augmentation de volume de cette glande, le canal de l'urètre comprimé rend l'émission de l'urine difficile; cependant les parois de l'urètre ne sont pas malades. Un traitement dépuratif antisyphilitique complet est indispensable, il doit avoir de huit à douze semaines de durée. On emploiera tous les moyens de médication capables de diminuer l'engorgement de la prostate. Le canal de l'urètre n'étant pas malade, on ne s'en occupera que pour introduire une sonde; s'il y avait impossibilité d'uriner, l'iodure de potassium, sera employé de préférence à toute autre préparation, dans le sirop. Une pommade en solution pour frictions sur la région du périnée et aux parties internes des cuisses, des quarts de lavements, deux ou trois fois le jour, avec quatre à six grains d'iodure de potassium pour chaque demi-bouteille de sirop. Augmentation de dix grains de ce sel par chaque semaine. Parfaitement soigné, le succès est certain et la guérison du malade aussi. C'est ici où le traitement par dilatation est absurde, il échoue constamment.

Traitement du chancre.

Soigné peu d'heures après son apparition on est dans l'habitude de cautériser avec du nitrate d'argent.

Ce moyen est peu sûr comme je l'ai déjà dit. Il détruit le virus qui se trouve compris dans l'eschare seulement, il laisse intact celui qui peut se trouver derrière cet eschare et qui a déjà été absorbé; il résulte que des accidents secondaires arrivent constamment si on ne subit pas un traitement interne convenable.

Il n'en est pas de même du préservatif, employé en lotions à diverses reprises; on peut ensuite panser avec du cérat dans lequel le préservatif entre comme partie intégrante, la guérison est certaine. Malgré cela je conseille toujours de faire une ou deux semaines de traitement interne. Les exulcérations seront traitées de même, ainsi que les pustules humides. On les voit disparaître, par ce moyen bien simple, avec une rapidité surprenante. Pour un chancre parfaitement établi, s'il y a beaucoup d'inflammation, on le recouvrira d'un petit plumeau de charpie fine, très-enduit de cérat simplement laudanisé; l'inflammation dissipée, les pansements se feront avec du cérat dépuratif, ou un composé d'une partie d'onguent gris simple et trois parties de cérat. On augmentera graduellement la dose d'onguent gris, de manière à finir par l'employer pur. On emploiera même, s'il le faut, l'onguent gris double. Il est souvent des chancres tenaces, rebelles; on doit, dans cette circonstance, varier les topiques. Sur un sujet lymphatique, on emploiera une pommade avec le proto ou deuto iodure de mercure. Les chancres indolents seront avivés par une pommade stimulante, ou par une légère cautérisation faite avec du nitrate d'argent, ou avec de l'alun calciné. Ces cautérisations seront répétées dans les chancres rougeants phagédéniques. Le chancre doit être lotionné diversement selon sa nature, et selon les phases qu'il parcourt. Ainsi, dans sa période imflammatoire, on se servira d'une infusion de fleurs de sureau ou de guimauve; plus tard on lotionnera avec de l'eau aiguisée avec du préservatif. Ainsi on mettra d'une à quatre, à huit cuillerées à café, de préservatif dans un verre d'eau tiède. A l'hôpital des vénériens, il est d'usage d'employer le vin aromatique du codex, le vin aromatique déterge, le préservatif déterge et accélère la gérison.

Tout chancre exige un traitement interne. Le moindre ne doit pas avoir moins de quatre ou cinq semaines, et il ne doit jamais cesser tant que le chancre laisse le moindre engorgement, la moindre dureté, la moindre trace de son existence, excepté sa cicatrice. Le plus ordinairement la persévérance d'un chancre tient à un mauvais pansement, à un mauvais traitement. Pour empêcher, autant que possible, la matière virulente d'être absorbée, les pansements seront renouvelés fréquemment deux à quatre fois le jour. J'ai indiqué le traitement des ulcérations de l'urètre; ceux du canal vaginal et du col de la matrice sont encore plus faciles à soigner. Les injections avec la lotion étendue convenablement d'eau et faites de trois à six fois le jour détruisent promptement tout symptôme.

Les chancres vénériens secondaires, n'importe leur siége, exigent plus de soins, plus d'attention, un traitement différent, plus actif, plus énergique et jamais moins de deux mois de durée. Ce traitement sera en raison de la gravité des symptômes, et variera par sa composition selon que le tempérament sera fort robuste ou faible et lymphatique. Les ulcérations du voile du palais ne sont plus à craindre aujourd'hui, on peut toujours les arrêter. Celles de la langue sont plus rebelles, dénotent une infection profonde et exposent cet organe au squirre ou cancer. Le traitement le plus actif doit être employé pour les affections secondaires avec persévérance jusqu'à disparition complète des symptômes.

Bubons.

Les ganglions lymphatiques sont susceptibles de s'engorger, de s'irriter, de s'enflammer, par un stimulus quelconque. C'est le symptôme spécial et le plus terrible de la peste, c'est le caractère pathognomonique de la maladie scrofuleuse... Nous ne nous occuperons ici que de l'irritation occasionnée par le virus vénérien. C'est presque constamment la conséquence d'un chancre ou d'une blennorrhagie syphilitique; quelquefois, mais rarement, c'est un symptôme unique de contagion immédiate. Alors le bubon se développe seul sans autre symptôme, et s'il n'est soigné, il parcourt toutes les phases d'inflammation et donne une infection générale. Le traitement du bubon consiste à détruire sa cause. Si son existence est due à la présence d'un chancre, il faut se hâter de le faire disparaître. Avec sa disparition et souvent même avant, le bubon n'existe plus. S'il est survenu après ou presqu'en même temps qu'une blennorrhagie, il sera plus long, plus difficile à guérir en raison de ce qu'un chancre primitif se traite plus facilement et demande moins de temps pour sa guérison qu'une blennorrhagie fortement inflammatoire. C'est dans ce cas surtout, si on n'y prend garde, que le bubon parvient jusqu'au degré de suppuration. En général, si le médecin est appelé à temps, cette terminaison ne doit jamais avoir lieu. Quand cela arrive il faut se hâter, aussitôt qu'il y a un point de fluctuation, d'évacuer le pus par une ponction; si le bubon est la conséquence d'un chancre, ce dernier sera traité activement avec le plus grand soin; on appliquera sur la tumeur des cataplasmes de farine de lin, enduits d'huile de ciguë ou de baume tranquille, ou de laudanum; ils seront souvent renouvelés; on gardera un repos plus ou moins absolu, selon l'intensité de l'inflammation; frictions légères à la partie interne de la cuisse correspondante, avec l'onguent gris simple ou double. La même chose aura lieu pour le cas d'un bubon accompagné d'une blennorrhagie. Il faudra même ici plus de précautions. Le repos sera indispensable. On mangera peu.

Si l'inflammation était très-forte, la peau rouge,

on appliquerait de dix à vingt sangsues, au-dessus
la tumeur, jamais dessus ni au-dessous. S'il survenait
une fièvre un peu forte, une saignée serait nécessaire;
si l'on ne peut empêcher la suppuration, il faut,
quand il y aura un point de fluctuation bien manifeste,
se hâter de pratiquer une petite ponction, pour donner issue au pus formé ; cette ponction se fera avec
une lancette, une légère cautérisation des bords de
la plaie est nécessaire pour empêcher qu'elle ne se
referme. C'est le seul moyen chez des sujets lymphatiques, d'éviter un grand foyer de suppuration et ces
clapiers, ces décollements de peau si difficiles à soigner. Si un malade, dans cet état, réclame vos
soins, il faudra aviver le fond de la plaie par des injections avec du chlorure de chaux pour ces fonds
grisâtres, comme gangreneux, avec du vin aromati-
tique, ou mieux encore, avec du préservatif étendu
convenablement d'eau pour des fonds rosés, pâles,
décolorés. Dans l'un ou l'autre cas, on détruira activement ces clapiers, en cautérisant à plusieurs reprises ces rebords bleuâtres, libres, décollés de la peau,
avec du nitrate d'argent; on pansera mollement avec
des plumaceaux de charpie enduits soit d'onguent
styrax affaibli, soit avec de l'onguent gris simple, ou
une pommade avec le proto-iodure de mercure, ou
du cérat laudanisé selon l'occurrence; qu'il y ait ou
qu'il n'y ait pas de suppuration; le traitement syphilitique sera continué jusqu'à disparition complète
de la tumeur. Il ne faut pas qu'il reste la moindre

dureté. Tant qu'il en existe, la maladie n'est pas guérie, et on doit comparer ces petites duretés ganglionnaires à l'endurcissement qui reste à la suite d'un chancre ; dans l'un ou l'autre cas, la moindre tumeur est un germe de syphilis qui, tôt ou tard, se développera.

Le bubon seul, sans autre symptôme, demande un traitement antisyphilitique complet. Le bubon indolent serait stimulé par des emplâtres fondants resolutifs de Vigo *cum mercurio*... de ciguë... par des frictions à la partie interne de la cuisse avec des pommades iodurées et avec le préservatif.

Les engorgements ganglionnaires s'offrent quelquefois comme symptômes secondaires ; c'est le plus ordinairement les ganglions cervicaux ou les glandes sous-maxillaires et parotides... qui en sont affectées. Quand cela a lieu, il existe toujours un autre symptôme soit à la gorge, au nez, aux oreilles ou au cuir chevelu. Des frictions avec de la pommade simple, et vingt grains d'iodure de potassium et par once, l'iodure de potassium à l'intérieur comme il a été dit pour le traitement des symptômes secondaires, ont bientôt fait disparaître ces engorgements qui ne viennent en suppuration que chez des sujets scrofuleux.

Les accidents tertiaires prouvent que toute l'économie animale est affectée, ils forment le plus haut degré de la vérole, tous les tissus sont imprégnés, infectés du virus vénérien. Les os même s'altèrent, leur enveloppe (périoste) s'enflamme, donne des douleurs d'autant plus affreuses, que la chaleur du lit les développe, les rend plus fortes que le jour. Ce caractère les distingue de toute autre souffrance. Cette atroce maladie n'épargne rien : les os les plus durs se rongent, se carient ; des fistules, des points de suppuration s'établissent à dix, à vingt centimètres de parcours. Malgré cet effrayant caractère, il y a encore de la ressource, et le malade, s'il ne peut guérir complétement, radicalement, peut du moins dans les cas désespérés trouver un grand allégement à ses souffrances.

Le traitement de ces maladies doit être des plus forts, des plus actifs. Le médecin doit s'aider de toutes les ressources que lui offre notre riche matière médicale. Les moyens de médication seront multipliés à l'infini ; ainsi, le sirop dépuratif sera additionné d'une dose un peu plus forte de deuto-chlorure de mercure, un grain par demi-bouteille prise en cinq à six jours ; augmenter d'un quart de grain par chaque demi bouteille. Il sera additionné d'opium, dix grains par demi-bouteille. Tous les extraits dépuratifs frais et bien préparés viendront augmenter les propriétés du sirop. Des frictions faites avec le préservatif au-dessous des parties douloureuses seront répétées trois ou quatre fois le jour. Il sera employé pur. Du repos, peu de travail, peu de nourriture. Par ces moyens, les douleurs se passent promptement ; il n'en est pas de même de la tuméfaction : si c'est le périoste, deux mois suffisent, mais si c'est le corps de l'os lui-même qui présente cette augmentation, il peut arriver que le meilleur traitement ne puisse faire disparaître l'exostose qui reste éburné, mais sans aucune conséquence pour l'avenir, si le traitement a été long, bien coordonné, et surtout bien suivi par le malade.

Je n'ai décrit le traitement que des principaux symptômes. Le traitement des autres, tels que les syphilides..., se déduit facilement de ce qui a été dit ci-dessus.

La maladie vénérienne, considérée ainsi dans ses plus petites nuances par rapport à son traitement, ne doit jamais résister au médecin; il n'est pas de cas incurable, si le malade suit exactement ses ordonnances; si l'administration des médicaments est continuée convenablement, il ne doit jamais survenir de symptômes secondaires.

Afin d'épargner au malade toute confusion, et de donner au médecin une idée exacte de la maladie, je vais décrire un aperçu des questions qu'il doit adresser, lorsqu'il consulte par correspondance. Ainsi, une personne malade devra, dans sa consultation, 1° désigner le sexe et l'âge; 2° le tempérament; 3° l'ancienneté de la maladie; 4° les symptômes existants et ceux qui ont disparu; 5° les traitements qu'on a pu subir; 6° les maladies qu'on a pu avoir, et qui ont pu altérer la constitution, ou compliquer la syphilis existante; 7° désigner le genre d'occupations; 8° les localités plus ou moins salubres qu'on peut habiter.

CHAPITRE VIII.

Pendant les cinquante premières années de l'apparition de la maladie vénérienne, on s'est plus occupé
de lui trouver un préservatif que dans les deux siècles qui suivirent.

A cette première époque (c'est-à-dire lors de son apparition) on ne rougissait pas d'avouer la vérole ; c'était
un malheur qui pouvait arriver indistinctement à
tous, par la raison que la cohabitation paraissait être
le moindre moyen de propagation, et qu'on était généralement convaincu qu'elle se transmettait facilement par l'air et par le plus léger contact : c'est ce
qui explique comment des prélats, des princes, dé-
ploraient le malheur qui les atteignait. Si dans les
siècles suivants, l'étude de la maladie vénérienne **a**
fait peu de progrès, et si on n'a proposé aucun moyen
préservatif, la raison est que la honte vint à s'attacher aux vénériens ; une sainte réprobation les faisait alors fuir de tous ; on les séquestrait ; on leur
infligeait le martyre avant l'enfer, où ils devaient indubitablement aller (1).

---

(1) A une époque plus rapprochée de nous, sous Louis XIV,
d'après un arrêté de l'administration des hôpitaux, les vénériens

Il est de fait qu'un nombre incalculable de ces malheureux, presque certains de leur mort, fuyaient le traitement et la correction qui devaient leur être infligés et préféraient finir leur vie, rongés par d'horribles ulcères. Leur situation était si horrible, si affreuse, que ce n'était qu'en frémissant qu'on voyait ces malheureux mourir partiellement : ainsi beaucoup d'entre eux, avant d'expirer, voyaient une ou plusieurs parties de leurs membres frappées de gangrène, frappées de mort.

Dans le dix-septième siècle, le médecin n'osait avouer qu'il soignait des maladies vénériennes. Il se livrait peu à leur étude, il se croyait même obligé de sermonner son malade, de lui faire des remontrances. Si cette maladie a causé tant de maux, c'est que les médecins eux-mêmes l'abandonnaient à une foule de personnes étrangères à l'art de guérir. L'infamie attachée à cette maladie n'existe plus aujourd'hui; on dit simplement : *j'ai attrapé une galanterie,* ou *j'ai été trompé.*

Ce qui est pour moi incompréhensible, c'est qu'une maladie si affreuse qui a fait des ravages si effrayants pendant des siècles, n'ait non-seulement pas fixé toute l'attention de l'autorité pour un bon traite-

---

étaient préparés au traitement par une fustigation administrée très-rigoureusement aux hommes et aux femmes indistinctement, et lorsque leur constitution pouvait résister à la maladie et au médecin, ils recevaient encore une semblable correction à leur sortie.

ment, pour s'en préserver, pour s'en guérir, mais que bien opposés à ces idées tous les gouvernements se sont cru obligés de persécuter les pauvres vérolés, ne leur assignant pour Paris qu'une mauvaise localité où deux cents seulement étaient admis *par an;* et encore fallait-il s'inscrire six mois, un an avant d'y entrer. Et une fois entré, comment y était-on? Un lit servait pour huit, quatre l'occupaient six heures et les autres étaient par terre attendant leur tour. Il en était encore ainsi il y a soixante ans.

On objectait contre l'emploi et la découverte d'un préservatif, que la sécurité que donnerait ce préservatif occasionnerait des dérèglements sans nombre, qu'il n'y aurait plus de retenue. Ces objections m'ont été faites bien des fois, par des personnages bien divers, notamment par un de mes amis haut placé par son mérite; il m'avouait franchement que je n'aurais jamais son assentiment pour soutenir le développement de mes idées, tout en reconnaissant cependant la possibilité, la validité de ce que j'avançais. Certes, je suis bien loin de rougir de m'être occupé spécialement de cette maladie. Détruire la syphilis a été constamment le but de tous mes efforts. Mes veilles étaient consacrées à mûrir ce projet, et aujourd'hui plus que jamais, je m'avance avec la certitude que donnent trente ans d'expérience. Mon préservatif doit réussir constamment, et s'il est employé tel que je l'indique, il ne manquera jamais son effet.

N'est-il pas plus convenable de se préserver que

d'attraper du mal et de vicier les autres ? N'y a-t-il pas des exigences de tempérament ? N'existe-t-il pas des constitutions plus ou moins ardentes, chez lesquelles naît un désir irrésistible, impérieux, qui oblige de satisfaire aux besoins et aux vœux de la nature, chez l'homme particulièrement, quelque vertueux qu'on puisse le supposer ? Ne le voit-on pas oublier qu'un jour il sera père ? Ne le voit-on pas poussé par la force irrésistible de son tempérament, mais retenu par la crainte d'empoisonner ses jours par un mal horrible, hideux, se glisser comme un serpent au sein d'une famille, ravir une fille à sa mère, à la vertu ? Les obstacles qui irritent, exaltent ses désirs ne le forcent-ils pas à être faux, hypocrite ? Ne devient-il pas enfin criminel par ses promesses mensongères, ses séductions ? Et quelquefois, n'arrive-t-il pas au dernier degré d'infamie, en versant l'or dans des mains viles qui le reçoivent pour prix de leur déshonneur ? Ainsi donc, au lieu de s'exposer dans une de nos maisons de prostitution, il préférera séduire une femme ou une fille, qui sans lui seraient restées dans le cercle de leurs devoirs ; il aimera mieux être en parfaite sécurité que d'aller dans des lieux qu'on méprise trop, dont on ne reconnaît pas assez l'importance par rapport à la morale publique ; lieux qui ont été dans tous les temps approuvés et reconnus indispensables par les législateurs, et desquels on ne s'est occupé de tout temps que pour les comprimer, les démoraliser, et avilir encore plus, s'il se peut,

les êtres qui les composent. Si ces lieux ont été quelquefois fermés, ce ne fut toujours que par une fausse
mesure de police ; car bientôt on reconnaissait la nécessité de les faire rouvrir (1).

Ce qu'il fallait voir, c'est que le mode de législation employé depuis des siècles pour régir les maisons

---

(1) Charlemagne dans ses capitulaires et Saint-Louis dans ses
ordonnances, empruntèrent aux deux Théodose, à l'empereur
Justinien et même à l'empereur Constantin à Byzance, les lois
les plus sévères qu'il soit possible d'imaginer contre la prostitution. On procédait d'abord par la confiscation des meubles et
effets, souvent même de la maison, et cela au profit du fisc. Les
peines, les amendes les plus excessives étaient appliquées ; on
condamnait au fouet, au banissement. Ceux qui les logeaient
étaient obligés de porter les prostituées sur leur dos jusque sur
la place publique pour y subir la peine qui leur était infligée.
Le banissement était prononcé en cas de récidive.

L'ordonnance de Saint-Louis ne put pas même être mise en
vigueur. Pendant une année les désordres et les méprises furent
tels, qu'une seconde ordonnance suivit de près la première.
Dans cette seconde ordonnance les filles publiques pouvaient
exercer leur métier, mais dans des localités éloignées des maisons particulières ; elles devaient fermer à six heures du soir,
par la raison qu'on s'aperçut que beaucoup de femmes non
publiques s'y rendaient la nuit pour ne pas être reconnues.

En 1560, les lois répressives de Charlemagne et de Saint-Louis
furent remises en vigueur ; un édit ordonna la fermeture, la suppression de tous les lieux publics dans toute la France.

Cette ordonnance fut renouvelée en 1619 ; elle ne fut pas
rapportée, elle se prolongea jusqu'à la révolution où, comme
toutes les lois, elle fut abolie. Les six ou sept premières années
de la République, les filles furent libres comme toutes les autres
femmes. Le scandale qui eut lieu est incroyable.

de filles, n'a servi qu'à entretenir et perpétuer dans cette classe le germe destructeur qui nous dévore.

L'autorité du siècle précédent et un peu celle de notre siècle n'ont-elles pas à se faire le reproche d'infliger à celles qui habitent ces lieux l'obligation d'avoir, ou tout au moins d'être susceptibles d'avoir tous les vices possibles? Les tribunaux ne prouvent-ils pas chaque jour qu'on peut y trouver la culpabilité et l'application de tous ses articles de notre Code pénal? Et cependant malgré leur dégradation et leur avilissement, la compassion, le bon cœur et la bienfaisance de ces femmes sont passés en proverbe.

Le plus grand nombre, obligé de reconnaître son état abject, se console en disant avec une espèce de fierté : « Oui, je suis *fille*, mais je suis *honnête.* » Il existe donc encore chez elles des principes, des vertus sociales, bien qu'elles reconnaissent l'infamie de leur qualification. Des actes de dévouement, la bonne conduite de la plupart de celles qui sont rentrées dans le monde, prouvent qu'au lieu de les blâmer et de les réprouver, nous devrions plutôt bien autrement nous reprocher la barbarie de cet abandon, qui nous fait centraliser ainsi chez ces malheureuses toutes les imperfections morales et les horribles défauts de l'espèce humaine.

Les courtisanes chez les Grecs et les Romains (1)

---

(1) Il faut cependant une exception : le règne des Théodose, des Justinien, et à Byzance celui de Constantin particulièrement.

étaient autrement considérées, elles ne fréquentaient pas les femmes honnêtes, mais les rapports que les hommes pouvaient avoir avec elles ne se désavouaient pas, au contraire; on voyait souvent les premiers de l'état rechercher leurs entretiens et fréquemment on a vu des réunions de courtisanes influencer des princes, des chefs de république, et, par leur sagacité, leurs talents et leur esprit, modifier, rehausser les mœurs, et stigmatiser du sceau de la honte ceux qui s'abandonnaient à des goûts dépravés. Une courtisane était ordinairement fort instruite, et, par cette instruction, loin de démoraliser ceux qui la fréquentaient, elle élevait leurs pensées, leur donnait des leçons, non de ce que nous appelons sagesse, mais de saine philosophie, et les ramenait à la pratique des vertus civiques (1).

---

(1) Le fondateur du fameux tribunal l'aréopage, le réformateur de toutes les lois athéniennes, celui qui voulait qu'on punît de mort la femme adultère dans le moment de sa culpabilité, qui punissait également de mort son complice et celui même qui aurait pu faciliter sa débauche, qui excluait de tout emploi et qui qui privait de tous ses droits civiques, le citoyen convaincu de dépravation morale ou d'excès de libertinage, Solon, enfin, était tellement convaincu de l'utilité des courtisanes, qu'il éleva le premier un temple à *Vénus Populaire*, qu'il y institua des règles et des pratiques religieuses: celui qui se présentait faisait une offrande à la déessé, et ensuite choisissait une femme parmi celles qui étaient vouées à son culte.

Dans beaucoup de villes grecques, les prêtresses de Vénus étaient des courtisanes. Caton le censeur ne craignait pas d'as-

La séduisante Ninon de Lenclos, qui a brillé parmi nous d'un si vif éclat, n'eût été pour ce temps et ces peuples si pleins d'imagination, qu'une courtisane ordinaire; et cependant quel mal l'envie ou la sottise oserait-elle reprocher à cette femme célèbre? N'était-elle pas libre? Ne réunissait-elle pas dans son intimité toutes les illustrations contemporaines? Les plus grands talents de l'époque ne formaient-ils pas le cercle de ses brillantes soirées? Molière y lisait son Tartuffe, et soumettait à son jugement profond et à son goût délicat ses brillantes productions et les chefs-d'œuvre qui font encore l'admiration de nos jours. Où était le mal de fréquenter une telle femme, qui rappelait à ses devoirs celui qu'elle présumait s'en écarter?

Croit-on que plusieurs sociétés de femmes de ce genre nuiraient à nos mœurs?

Si, comme les anciens Grecs, avec lesquels on nous compare tant, nous ne savons pas rétablir dans nos mœurs le culte de la beauté, en élevant ses prêtresses jusqu'à la hauteur où se plaçaient ces courtisanes de l'antiquité, dont quelques-unes ont régi des États,

---

sister aux jeux de Flore ; dans cette fête instituée en l'honneur de Flora, fameuse courtisane, on voyait celles qui se vouaient au culte de Vénus, toutes nues, ornées seulement de fleurs, disputer le prix de la danse et d'autres exercices ; ensuite elles parcouraient les rues au son d'une musique érotique, affectant des postures lascives et voluptueuses.

du moins changeons de manière de voir dans le plus
bas étage de nos sociétés modernes....

Modifions, dans un but de salubrité publique, les
règlements des maisons de filles de joie; occupons-
nous spécialement de les rendre saines, afin qu'on
ne trouve plus une cause de mort dans un simple
écart sensuel. Empêchons la contagion, tant de la part
de l'homme que de celle de la femme ; alors on ne
trouvera plus la destruction dans un moment d'aberration des sens.

Comment aujourd'hui ne maudirait-on pas tous
ces lieux de prostitution, quand par un simple rapprochement, vous prenez le germe d'un poison qui
détruit votre santé, supprime une partie de votre
existence, vous rend vieux avant l'âge, vous accable
d'infirmités, et souvent vous laisse en proie aux remords les plus cuisants, pour avoir accablé de maux
cruels, non-seulement votre compagne, mais quelquefois encore vos enfants? Si l'on savait combien
ces faits sont nombreux et constants, on en serait
bien autrement effrayé.

Ne doit-on pas appeler l'attention du gouvernement sur des considérations si graves, et sur un point
si important pour la santé et la morale publique? Ne
doit-on pas lui montrer l'effet funeste qui résulte du
mode vicieux qu'on a l'habitude de suivre depuis
des siècles pour régir les maisons de filles publiques ?

Qu'on détruise la maladie vénérienne chez ces

femmes (1), et avant peu, sans cesser entièrement dans le monde, elle deviendra du moins infiniment rare, si elle ne finit pas par disparaître entièrement.

Telle n'est cependant pas encore la manière de voir de la plupart de ceux qui sont à portée d'opérer un aussi grand bienfait ; ils prétendent, au contraire, que son existence nous est encore indispensable. Cette opinion surannée, tant qu'elle n'est pas personnelle ou émise verbalement, ne mérite qu'un sentiment de

---

(1) Dans un traité moderne, qui aurait pu devenir sans aucun doute le meilleur que nous possédions, si l'auteur (M. Devergie) n'avait écrit sous une influence systématique aussi exclusive, on trouve l'observation suivante qui fait voir quel degré de confiance, quelle certitude on a de la guérison des femmes qui sortent des hôpitaux.

« Deux jeunes étudiants en médecine, employés à l'hôpital des vénériens de Paris, ayant reçu leur commission pour l'armée, voulurent, dans un banquet, faire leurs adieux à la capitale et à ses plaisirs, qui souvent ne sont pas exempts d'amertume. De nombreuses libations à Bacchus allumèrent en eux le désir de sacrifier à une autre divinité dont le culte n'est pas moins doux. Ils parvinrent à introduire furtivement dans leur chambre une fille traitée à l'hôpital pour des chancres et qui, *jugée guérie radicalement*, avait obtenu sa sortie pour le lendemain. Il y eut des excès de commis ; pendant plusieurs heures nos jeunes chirurgiens se livrèrent au plaisir avec d'autant moins de ménagements, qu'ils se croyaient à *l'abri de la contagion*; mais quel ne fut pas leur étonnement quand, huit ou dix jours après, tous deux s'aperçurent en arrivant à leur destination, qu'ils étaient les premiers malades dont ils devaient s'occuper ! L'un était atteint d'un catarrhe urétral (blennorrhagie), l'autre d'ulcérations autour du gland. »

pitié pour son auteur; mais lorsqu'elle est écrite et délayée très-longuement, comme dans l'ouvrage intitulé : *De la Prostitution dans Paris*, publié par un membre du comité de salubrité (Parent-Duchatelet), cette opinion, alors, rentre dans le domaine public, et peut être discutée et combattue librement. C'est à la réfuter que je vais consacrer quelques pages ; tous mes arguments seront pris dans les faits mêmes donnés par cet adversaire de la santé publique. Je dis adversaire de la santé publique, et ce n'est pas trop : en effet, comment qualifier autrement un médecin qui vient avancer, d'accord avec moi, ainsi que je l'ai dit dans ma première édition et répété dans la seconde, que la syphilis est le fléau le plus destructeur qui accable l'espèce humaine, qu'il n'en est pas de plus grave et de plus dangereux à redouter? « La peste,

» dit-il, et en général toutes les épidémies nous ef-
» frayent parce qu'elles frappent à la fois un grand
» nombre de victimes ; parce qu'elles se jouent des
» moyens qu'on leur oppose et des remèdes avec les-
» quels on cherche à les combattre ; mais toutes ces
» pestes sont passagères ; les vides qu'elles laissent
» dans les populations sont à peine sensibles ; de longs
» intervalles séparent ordinairement les moments de
» le ur apparition, et les coups que frappent quelques
» unes tombent souvent de préférence sur les vieillards,
» les infirmes et ces êtres débiles, inutiles à la so-
» ciété, et qui, dans tout état de choses, ne sauraient
» longtemps prolonger leur carrière.

» La syphilis est chez nous, elle est chez nos voisins,
» elle est dans l'univers ; elle ne tue pas immédiate-
» ment, il est vrai, comme beaucoup d'autres mala-
» dies ; mais cela n'empêche pas que le nombre de ses
» victimes ne soit immense. Ses ravages n'ont pas
» d'interruption : elle frappe de préférence cette par-
» tie de la population qui, par son âge, fait la force
» aussi bien que la richesse des États. La syphilis
» vient énerver cette population au moment même
» de son existence où, par les lois de la nature, elle
» se trouve en état de procréer des êtres vigoureux ;
» et si elle ne rend pas cette population stérile, les
» malheureux qui en proviennent forment une race
» abâtardie, aussi impropre aux fonctions civiles qu'au
» service militaire, et qui, en définitive, est un far-
» deau pour la société. Enfin, l'innocence et la vertu
» la plus pure ne sont pas, dans nos sociétés modernes,
» à l'abri de ses atteintes. Que de nourrices merce-
» naires, que d'épouses vertueuses, que d'enfants à la
» mamelle n'en sont pas tous les ans cruellement at-
» taqués ! »

Ce même auteur avance, tome 1ᵉʳ, page 188, que,
parmi les femmes qui se livrent à nos soldats, sur
douze, *on en a presque toujours trouvé dix de malades*,
et page 241 que, sur les enfants mis au monde par les
filles publiques, soit en prison, soit à l'hôpital, la
moitié meurt presque de suite et l'autre moitié dans
le cours de la première année.

Je laisse la qualification qu'on voudra accorder à

tout homme qui ose soutenir, comme M. Duchatelet
a osé l'imprimer en 1836 dans son chapitre 24,
page 525, qu'il faut, en administration, établir une
grande différence entre les moyens curatifs et des
moyens préservateurs que réprouve la morale; et,
plus bas, qu'il est du devoir de l'administration de
respecter cette *morale*, de la protéger et par conséquent de ne rien faire qui puisse lui porter atteinte;
qu'elle lui doit sa protection *plus encore qu'à la santé
publique*; et page 528, il dit : « Chargée de réprimer
» tout ce qui serait contraire à la morale et à la santé
» publique, l'administration doit, *suivant moi*, plus
» de forme à la morale qu'à la santé, et, s'il lui fal-
» lait nécessairement négliger l'une au détriment de
» l'autre, je lui conseillerais d'abandonner celle-ci
» pour ne s'occuper que de la première; » c'est-à-
dire de sacrifier la santé publique ou des milliers
d'individus à ce qu'il appelle sa *morale*.

Je conçois qu'en écrivant ces lignes, l'auteur de la
Prostitution n'ait pas craint de mériter, d'attirer sur
lui la malédiction des malades syphilitiques qui pourront le lire; car il est bien prouvé que tous les maux
et tous les ravages de la maladie vénérienne n'étaient
pour lui que d'une importance secondaire.

Mais ce que je ne conçois pas, c'est que Parent-
Duchatelet n'ait pas craint d'assumer sur sa tête, sur
sa mémoire, l'animadversion de tout ce qui porte un
cœur honnête, de tout vrai philanthrope, de tous les
vrais amis de l'humanité, en dédaignant ainsi, en

foulant aux pieds tant de maux, tant de douleurs; en s'opposant à la destruction d'un fléau pire que toutes les pestes, ainsi qu'il le dit lui-même; et cela, dans le but de protéger et de conserver intacte ce qu'il appelle *la morale publique*.

Cet ouvrage contient une foule de préjugés et d'hérésies médicales qui sont le résultat indispensable d'un servilisme, d'un moutonisme administratif rares chez un médecin, dont les idées doivent être libres et indépendantes. Quelle foi veut-il qu'on ait de ses assertions, dans ses éloges, quand il se croit obligé de louer toute administration ancienne, présente ou future, car, selon lui, elles sont toujours parfaites?

L'ouvrage de la *Prostitution dans Paris* ne sera bon à consulter que dans un siècle; alors, on ne sera plus à portée de vérifier l'exactitude des chiffres qu'il a avoués.

Je m'étendrais davantage sur la réfutation de cet ouvrage, si on avait paru y attacher une importance quelconque.

La syphilis doit cesser d'exister, comme contagion, à dater de nos jours. Le moyen à employer est simple : c'est d'exiger de chaque fille publique, toutes les fois qu'elle aura un rapprochement, de se lotionner et de faire une légère injection, avant et après l'acte de la génération, avec la liqueur préservative que je propose.

Un fait bien remarquable, bien extraordinaire, et qui doit fixer l'attention de l'administration sanitaire,

c'est l'excessive malpropreté du plus grand nombre
des filles publiques, et, ce qui est encore non moins
extraordinaire, c'est la grande difficulté qu'on éprouve
à leur faire employer des soins de propreté; cette
malpropreté, ces difficultés qu'on a pour y remédier
ont existé dans tous les temps, à toutes les époques.
Tous les auteurs qui ont écrit sur ce sujet ont fait
cette singulière remarque, et ont constaté que chez
ces femmes il y avait une négligence inconcevable,
inexplicable pour se soigner.

Les dames de tolérance seules peuvent et doivent y
remédier : la réputation de leur maison s'y trouve
intéressée ; on doit les rendre en partie responsables
de ce méfait, car, pour moi, c'en est un grand que
celui de négliger une précaution qui peut rendre malade. Un grand nombre d'urétrites aiguës, non syphilitiques, n'ont pas d'autre cause que cette malpropreté.
Cette négligence est d'autant plus coupable que, par
de simples soins sanitaires et préservatifs que je propose, non-seulement la femme ne sera plus susceptible
de donner ni de contracter du mal, mais elle détruira,
par ces lotions habituelles réitérées, tout germe de
virus, tout symptôme syphilitique, quel qu'il soit,
qui pourrait exister chez elle avant de s'en servir.
Ainsi, elle aura l'avantage de se préserver et de se
guérir.

J'ai offert au gouvernement, non de faire des expériences, mais de détruire tout germe de syphilis
dans tel nombre de *maisons* qu'on aurait jugé conve-

nable de m'indiquer ; je l'ai offert gratuitement, à mes frais, faisant observer que je ne voulais pas même la rétribution de la valeur de l'*antidote syphilitique* ; et, pour prouver ce que j'avance, je proposais d'appliquer mes moyens de salubrité, dans les maisons qui sont ordinairement les plus infectées, celles où la maladie vénérienne est habituelle, endémique, celles enfin qui méritent, à plus d'un titre, cette triste réputation.

J'ai fait observer que je soumettrais l'action de mon préservatif à tel genre d'épreuves qu'on exigerait, tout le temps qu'on voudrait, et pendant lequel je réponds que de toutes les femmes qui l'emploieront tel que je l'indiquerai, aucune n'aurait contracté du mal, et qu'il en serait de même des hommes qui auraient eu des rapports avec elles. J'y mettais, pour condition seulement, qu'on emploierait mon préservatif tel qu'il doit être composé ; qu'il n'y aurait rien à prendre intérieurement ; que le tout consistait en de simples moyens de propreté, faciles, très-agréables à employer, et sans jamais produire aucun effet nuisible. Je demande ce qu'on peut désirer de plus simple pour parvenir à un but si utile, à un résultat aussi important.

Je dois à la vérité de dire que j'ai trouvé, pour la propagation de mes idées philanthropiques, moins d'opposition de la part de l'autorité, que de celle de mes confrères chargés du service sanitaire. Je dois ajouter encore que M. Gisquet, sans m'autoriser d'une manière expresse, me tolérait au point de me laisser accompagner par deux officiers de paix chargés de la surveillance de cette partie du service sanitaire. En compagnie de ces messieurs, je me suis présenté dans un grand nombre de maisons publiques ; partout j'ai fait employer mon préservatif ; aucune plainte n'a été portée ; partout on en a éprouvé les effets salutaires, et beaucoup de femmes affectées de divers symptômes primitifs ou secondaires, plus ou moins apparents, plus ou moins anciens, ainsi que celles accablées d'écoulements blennorrhagiques très-abondants, en ont été débarrassées, comme par enchantement.

Pour éviter une triste polémique, qui dévoilerait des pensées peu généreuses et des faits peu édifiants de la part de mes opposants, je me tairai sur toutes les difficultés que j'ai eu à vaincre, sur la ténacité de mes adversaires, et sur les dégoûts qu'il m'a fallu surmonter *pour vouloir être utile*; mais je déclare ici que rien ne m'arrêtera ; que ma persévérance sera au moins égale à tous les obstacles qu'on pourra me susciter, décidé, comme je suis, à combattre quiconque voudra bien entrer en lice.

Un médecin du conseil de salubrité disait, lorsqu'on fit un rapport sur cette même *proposition faite par moi en 1829* : « Si, dans un temps déterminé on a l'habitude d'envoyer, terme moyen, vingt femmes à l'hôpital, et que notre confrère échoue deux ou trois fois, qu'ainsi ce nombre vingt se trouve réduit à deux ou trois, il n'en aura pas moins rendu un grand service à l'humanité...... » Eh bien ! je ne veux pas d'exception, j'ose espérer que mon préservatif ne manquera jamais son effet, *s'il est employé avec toutes les conditions que j'impose ;* et, si mes conseils sont ponctuellement suivis, je réussirai complétement. Une telle confiance, acquise par des expériences longues et consciencieuses, mérite, je crois, une tout autre considération que la crainte exagérée d'un prétendu débordement de mœurs annoncé comme infaillible par nos trop prudents moralistes.

Je le répète, j'affirme que ces lotions, par leur vertu destructive du virus syphilitique, ont la propriété, lorsqu'elles sont faites régulièrement, de neutraliser jusqu'au dernier germe de syphilis qui pourrait exister dans l'économie, et par suite de détruire à la longue tout principe morbifique de nature dartreuse et psorique.

Je laisse à penser combien de maux et d'infirmités cesseraient d'exister si l'emploi de cette simple précaution hygiénique était généralement observé. Déjà ce moyen, bien connu dans Paris, se propage dans toute la France avec une réalité qui dépasse mes espérances, et dans beaucoup de provinces étrangères on me demande des renseignements, des préceptes, pour faciliter sa propagation ; ce n'est pas devant de semblables encouragements que mon zèle se ralentira.

On s'étonnera peut-être qu'un pareil procédé n'ait

pas été trouvé depuis longtemps, et cependant la plus simple réflexion devait amener sa découverte. La voici, et je défie les plus obstinés comme les plus jaloux de pouvoir me réfuter. Puisqu'aujourd'hui il est incontestable que toute affection syphilitique, spécialement récente, peut se guérir radicalement quand elle serait même bien établie, qu'il est prouvé que nous possédons pour cela des moyens efficaces certains; pourquoi n'emploierait-on pas ces mêmes moyens *suffisants pour détruire des symptômes caractéristiques* ? pourquoi ne les emploierait-on pas aussitôt qu'on peut présumer devoir en être atteint ? Certes, si nous avons la possibilité de guérir une maladie réelle, compliquée même, il doit être bien autrement facile d'éteindre, d'anéantir un simple germe qui n'a pas encore eu le temps d'agir ni de se développer.

C'est dans cette pensée que j'ai dirigé mes re-cherches.

En compulsant tous les auteurs connus, on ne trouve rien de satisfaisant. Quelques-uns ont proposé une solution de sublimé, d'autres l'onguent gris, ceux-ci des huiles : ils croyaient qu'au moyen d'un corps gras, l'orifice des vaisseaux absorbants étant bouché, le virus ne pourrait être absorbé. Le chlorure a été également proposé comme certain, ainsi que beau-coup d'autres substances : tous n'ont réussi que très-incomplétement en ce que, je pense, chacun d'eux employé seul perd de son action et de sa propriété, en raison de leur altération au bout d'un certain temps, de leur usage incommode et ennuyeux, mais particulièrement de ce qu'on se contentait d'une seule de ces substances, qui était alors regardée comme préservatif infaillible, et comme devant toujours réussir chez tous indistinctement, qualité qu'aucun médicament sans exception ne peut avoir. Mes expériences ont d'abord commencé sur chacune des substances qu'on avait déjà proposées; mais j'ai acquis la certitude de ce que je viens de dire plus haut, que chacune d'elles ne pouvait avoir une action constante.

Je me suis ensuite occupé d'en trouver d'autres parmi les végétaux et parmi les minéraux. Mes recherches ont été infiniment nombreuses, longues, difficiles, et quelquefois dangereuses.

S'il fallait les retracer toutes, cet opuscule ne suffirait pas pour les faire connaître avec précision : je me contenterai de dire que tout médicament, ayant une propriété, une vertu, que cette vertu n'étant jamais constante, il faut y suppléer en ajoutant à ce médicament d'autres substances qui puissent agir dans le cas où la première manquerait; qu'on ne doit pas craindre d'en adjoindre en trop grand nombre; qu'il faut seulement combiner la formule de manière à ce qu'une substance ne puisse pas en détruire une autre, et rendre ainsi nulle l'action de deux.

J'ai mis tous mes soins pour combiner les divers moyens obtenus par mes recherches, et ceux qui étaient déjà connus. Je me suis surtout occuper de composer une formule qui puisse être d'un emploi facile et général, jamais nuisible, et qui au besoin pourrait s'administrer intérieurement, dans des cas d'urgence, comme succédanée des traitements internes déjà administrés.

Les préparations sous forme de lotions m'ont paru préférables à toutes les autres, un liquide est facilement absorbé, puis en lotionnant parfaitement, même avec de l'eau simple, on peut enlever souvent une matière contagieuse déposée à la surface de la peau.

J'ai dû d'autant plus m'arrêter à cette forme, qu'aucun médicament ne doit être administré intérieurement pour un semblable motif, chose à laquelle tout le monde, je pense, répugne assez généralement (1).

Ces lotions doivent être faites différemment chez l'homme et chez la femme.

Chez l'homme, immédiatement après l'acte de la génération, il expulse avec force autant que possible l'urine qui peut se trouver dans la vessie; il doit cependant chercher à la retenir un instant entre le gland et le prépuce, en pinçant l'extrémité de ce dernier.

On lotionne ensuite le gland, et le prépuce spécialement, à plusieurs reprises, et on finit par mouiller tout le corps de la verge, un peu les bourses, les aînes et les parties supérieures et internes des cuisses

______

(1) La composition, le *modus faciendi* de l'antidote syphilitique est placée à la fin de ce chapitre.

avec un mélange d'une partie de Préservatif, ou *Eau de Santé*, et quatre parties d'eau simple.

Par prudence, après un commerce suspect, ces lotions doivent être réitérées pendant plusieurs jours, le matin en se levant, le soir en se couchant : il faut avoir soin, quand on a fini, de ne pas trop essuyer les parties mouillées, surtout la verge.

Chez la femme, ces lotions demandent plus de soin : après avoir d'abord lotionné et ensuite expulsé l'urine de la vessie, elle doit faire deux ou trois légères injections avec une seringue dont la canule doit être en gomme élastique, et percée *d'un seul trou à son extrémité*.

L'injection finie, elle doit faire d'amples ablutions sur toutes les parties génitales, aux régions supérieures et internes des cuisses. Par excès de prudence, l'un et l'autre doivent se gargariser avec cette eau que je nomme eau de santé.

Pour l'homme, au moment d'en faire usage, on étendra cette eau dans huit à dix fois son volume d'une eau pure qui puisse dissoudre le savon, pour la femme on étendra dans douze parties d'eau.

Si ce préservatif est composé d'une manière aussi concentrée, c'est afin de rendre son transport plus commode, car une très-faible quantité, suffisante pour se préserver une fois (une petite cuillerée à bouche), pourra facilement s'introduire dans un petit flacon à odeur et être porté constamment sur soi. Il ne doit jamais occasionner la moindre douleur, la moindre cuisson ; quand cela arrive, c'est qu'il n'est pas assez étendu d'eau.

Son usage est infiniment agréable ; il n'est pas d'eau de toilette aussi saine et qui plaise autant ; mais sa préparation est extraordinairement longue et difficile : elle exige des soins spéciaux, une grande habitude, aucune économie, une exactitude scrupuleuse dans le nombre et la quantité des substances, et surtout pas de substitution. Pour toutes ces raisons, je ne peux répondre de la composition de mon préservatif qu'autant qu'il aura été fait sous mon inspection et reconnu bien confectionné par moi. L'étiquette du pharmacien, en preuve du contrôle que j'y aurai apposé, portera pour plus de sûreté ma signature.

On conçoit sans peine que je ne saurais prendre trop de précautions pour sa confection : elles sont d'autant plus indispensables, que la moindre négligence, le moindre oubli peuvent rendre l'action du remède incertaine ou nulle, et que la malveillance pourrait, indépendamment de sa mauvaise composition, l'altérer aussi au besoin.

Par la publication de ma formule, j'ai fait, comme je veux le faire encore, abnégation de mes veilles et de mes longs travaux, et négligé mes intérêts particuliers pour le bien général ; bien loin de spéculer sur des avantages purement personnels, j'ai seulement voulu être utile. Je n'ai pas ambitionné d'autre récompense.

Cet opuscule est écrit sans passion et sous aucune

influence d'une méthode exclusive ; il laisse bien à désirer, je ne l'ignore point ; il contient sans doute quelques imperfections, même scientifiques ; je compte, pour les faire disparaître, sur les observations bienveillantes qui me seront adressées, disposé, comme je le suis, à corriger mes écrits lorsqu'une critique éclairée, impartiale, m'indiquera mes erreurs.

CHAPITRE IX.

DE LA PROSTITUTION.

QUELQUES MOTS SUR LA PROSTITUTION, SUR LA MANIÈRE DONT LES MAISONS DE TOLÉRANCE DOIVENT ÊTRE DIRIGÉES ; DE L'EMPLOI DU PRÉSERVATIF DANS CES MAISONS ; DE LA MANIÈRE DONT L'ARMÉE DOIT SE PRÉSERVER DE LA SYPHILIS ; ET COMMENT ELLE PEUT PUISSAMMENT CONTRIBUER A DÉTRUIRE CE FLÉAU.

Une femme qui se livre à plusieurs hommes peut et doit considérée comme prostituée. La prostitution s'exerce partout, elle a lieu d'une manière plus ou moins ostensible dans toutes les classes de la société. C'est d'elle d'où découle directement ou indirectement la plupart de nos maux et de nos infirmités. Ne pouvant l'empêcher, il est du devoir des législateurs de bien l'étudier, de bien la connaître pour atténuer autant que possible ses cruels effets, ses terribles conséquences. C'est par la prostitution, que le poison syphilitique vient ronger et détruire des familles entières. C'est par la prostitution que ce fléau destructeur fait aujourd'hui plus de ravages que jamais il n'en a fait. Ce poison si terrible, si effrayant autrefois, est actuellement lent, insidieux, n'agit le plus ordinairement que d'une manière insensible, cachée, et n'effraie plus; il n'est cependant pas pour nous de cause de destruction plus active, plus incessante. Et, je ne saurais trop le répéter, la peste, la fièvre jaune, le choléra n'agissent que momentanément; la syphilis ne s'arrête jamais. La prostitution tue les malheureuses qui s'y livrent. Une fille prostituée publique qui a exercé plusieurs années a fait à la maladie vénérienne le sacrifice de la moitié de sa vie, et une partie de celle qui lui reste est employée à mourir. Toute fille prostituée publique est plus ou moins ostensiblement malade. *Toutes le sont à un degré plus ou moins apparent.* On peut en donner comme preuve convaincante, certaine, celles qui deviennent enceintes. Quand chez elle le produit de la conception arrive à terme, la moitié des enfants meurent en naissant ou peu de jours après, l'autre moitié dépasse rarement la première année. Le poison syphilitique les tue; ceux qui peuvent résister sont tous rachitiques, scrophuleux, syphilitiques... Ainsi donc un des faits effrayants de la prostitution, c'est de voir des milliers de femmes vouer leur vie aux maladies, aux souffrances, à *l'infécondité*; c'est de voir dans ces femmes perdues pour la société le germe du mal et de la destruction; c'est de voir ces femmes communiquer à ceux qui les approchent le le poison qui les dévore.

Nos lois punissent celui qui est passible d'une injure, de diffamation, de voies de faits. Notre code laisse impunie la prostituée qui tue, qui empoisonne la société. On fait des lois, on propose des récompenses pour l'amélioration des races bovines, ovines, chevalines... On a proposé encore tout récemment un prix pour celui qui pourrait parvenir à trouver un moyen qui préserve la race bovine de ce que le médecin vétérinaire nomme *pneumonie contagieuse*... Jusqu'à ce jour on a fait précisément le contraire pour l'espèce humaine, on a même fait plus, on a cherché à déverser le dégoût, le ridicule et plus encore si on eût osé, sur ceux qui cherchaient à prouver qu'il était possible de détruire jusqu'au dernier germe du plus grand fléau qui puisse accabler l'espèce humaine, sur ceux qui cherchaient à prouver qu'il était possible de ravir à un mal certain des milliers de femmes qui chaque année meurent de la prostitution.

Toute femme qui reçoit salaire de sa prostitution et qui se prostitue d'une manière plus ou moins ostensible, peut être qualifiée de prostituée publique.

La prostitution publique est un attentat aux mœurs. Celle qui s'y livre ostensiblement et qui en a fait la déclaration à qui de droit, peut être qualifiée de prostituée tolérée. Celle qui ne fait pas cette déclaration et qui se livre à la prostitution clandestinement est coupable d'attentat aux mœurs et à la santé publique; la répression doit être pour elle des plus sévères. Le mal que ces femmes font est incalculable, car souvent elles ne cessent de se prostituer que lorsque la maladie les ronge et leur rend le coït impossible. J'ai vu une de ces malheureuses, ayant un abaissement de matrice, dont le col de cet organe était rongé par un ulcère, le fond de cet ulcère était en infundibuliforme; c'était dans cet infundibuliforme que se pratiquait *l'acte de la génération.* La prostitution clandestine est donc la plus dangereuse, la plus à redouter, celle qui fait le plus de mal dans la société, et contre laquelle les moyens de surveillance doivent être dirigés d'une manière incessante.

Pour la prostitution tolérée et pour l'emploi des moyens de préservation dans les maisons de tolérance et dans l'armée, je donnerai sommairement le résumé suivant que je n'ai pu restreindre davantage, laissant à l'administration supérieure le soin de le développer.

Règlement.

La prostitution publique, malgré la tolérance qu'on lui accorde, est un délit. Tout délit est passible d'une peine. Toute fille qui s'y livre est passible de cette peine. Ce genre de délit doit être impérieusement réprimé, des peines spéciales doivent leur être appliquées. La tolérance n'efface pas entièrement la culpabilité, l'infamie reste.

Celle qui demande cette tolérance, par la raison qu'elle agit constamment contre les lois, et que ses actions sont de nature à pouvoir porter une grave atteinte aux mœurs, à l'ordre social, celle-là ne doit obtenir sa tolérance qu'à la condition qu'elle ressortira de la juridiction générale.

Les habitudes, les faits des prostituées les mettant hors les lois communes, ceux ou celles qui vivent des faits de la prostitution, qui en tirent profit, doivent être atteints par cette même juridiction.

Les peines répressives de la prostitution doivent être applicables dans tous les pays, par la raison que le délit est le même partout.

Les peines encourues pour délit de prostitution doivent être appliquées immédiatement, et sans appel, ainsi qu'il doit être convenu entre les filles qui se prostituent et l'administration qui leur accorde l'impunité de leur prostitution.

Il doit en être de même pour ceux ou pour celles qui vivent des faits de la prostitution ou qui en tirent profit.

La réunion de plusieurs filles tolérées peut être appelée maison de tolérance. La personne qui obtient la direction d'une maison de tolérance, est responsable de tous les faits et délits des filles qui la composent, et qui sont sous sa direction. Elle en est passible si elle ne dénonce immédiatement ces délits à l'administration, aussitôt leur perpétration.

La directrice d'une maison de tolérance doit avoir

le droit de visiter tout individu qui se présente chez elle, et de le renvoyer si elle le juge convenable. Elle doit avoir des idées exactes sur la nature des symptômes de la maladie vénérienne; autrement sa tolérance ne peut, ne doit lui être accordée.

Tous les matins, avant toute chose, elle doit faire la visite de ses pensionnaires, et celles qui pourraient lui paraître malades, elle les fera conduire immédiatement à l'administration sanitaire. Avant chaque repas, elle aura soin de s'assurer que les soins sanitaires de propreté habituelle auront été pratiqués. Toute négligence à ce sujet sera considérée comme chose grave et méritera une punition sévère, même le retrait de sa tolérance s'il y avait récidive. Chaque fille doit prendre au moins deux bains par semaine.

Trop d'exigences, des dames de tolérance envers celles qui leur sont soumises, doit leur être défendu: c'est un point sur lequel le médecin doit insister. Une dame de tolérance *doit exiger impérieusement*, de la part de chaque fille sous sa direction, des soins sanitaires à chaque rapport, à chaque relation qu'elle pourra avoir.

Malgré tous ces soins, malgré toutes ces précautions, la dame de tolérance doit amener à l'administration sanitaire, au moins une fois par semaine, toutes les filles qui sont sous sa direction. Un cas de maladie constaté par le médecin de l'administration peut seul dispenser de cette visite.

On pourra, sans danger pour la santé publique,

multiplier ces maisons : rien ne sera plus rare, que d'y rencontrer des cas de syphilis, qui, toutefois, ne pourraient être qu'un symptôme secondaire, et sans aucune conséquence pour la contagion, tels qu'exostose, taches éphélides, lesquelles, malgré leur non-contagion, doivent être soignées. L'observation des règles ci-dessus devra être sérieusement recommandée, et sévèrement surveillée dans les maisons de bas étage, où la malpropreté, les excès de tous genres, abrutissent, annihilent la vie des êtres qui les habitent. C'est dans ces lieux où les symptômes les plus graves, les plus dégoûtants se présentent; ces femmes devront se rendre deux fois par semaine à l'administration, pour se faire visiter; les peines pour elles seront plus sévères, et plus sérieusement appliquées. Les visites des agents seront plus fréquentes; ils doivent avoir mission de ne laisser négliger aucun des soins hygiéniques et sanitaires recommandés.

On pourra tolérer aux directrices de ces maisons des débits de vins, et de liqueurs : la crainte de la perte de leur établissement rendra leur surveillance sanitaire plus réelle. Tant qu'une fille publique sera sous la surveillance sanitaire d'une dame de tolérance, il ne peut y avoir, comme on vient de le voir, aucun danger pour la santé publique; mais il n'en est pas de même pour celles qui sont seules chez elles, et libres de leurs actions; il y a d'autant plus de craintes, que ces filles ne se présentent ordinairement que tous les quinze jours pour se faire visiter.

Que de dangers n'y a-t-il pas avec ces femmes, qui peuvent quelquefois, sans le vouloir, ou sans le savoir, garder des symptômes une douzaine de jours, et empoisonner pendant ce temps tous ceux qui pourraient avoir des rapports avec elles. On doit exiger de ces femmes, de se présenter deux fois la semaine au bureau sanitaire, et une peine sévère sera appliquée à celle qui y manquerait. Tout empêchement légal de leur part devra être signalé par elles immédiatement à l'administration. Dans les visites faites chez elles, elles devront toujours représenter les moyens de préservation recommandés.

Pour les filles qui ne seront ni chez elles ni chez des dames de tolérance, mais qui habiteront un garni, les dames de ce garni devront, envers l'administration sanitaire, offrir les mêmes garanties, les mêmes responsabilités, et remplir les mêmes devoirs que les dames de tolérance, ou ne pas les loger. A la moindre infraction, la maison doit être fermée. Là aussi doit se montrer une surveillance sévère et implacable. A toute heure du jour, à toute heure de nuit, ces gens doivent s'attendre à une visite ; chaque fille ouvrira sa chambre, où devra se trouver, comme chez la dame de tolérance, tout ce qui est nécessaire pour se préserver ; son nom sera sur sa porte, et le livret sera plus exigible là que partout ailleurs. Tout maître de garni, qui logera une fille tolérée, devra en instruire immédiatement l'administration sanitaire.

On ne devra plus souffrir l'existence de ces bouges

infâmes, situés aux barrières, aux banlieues, aux environs des casernes, où les êtres les plus dégradés de l'espèce humaine passent le peu de temps qu'elles ont à vivre, n'ayant ni feu ni lieu, souvent à peine une botte de paille pour coucher. Là, encore, se trouvent les symptômes de la syphilis les plus graves, les plus sales, les plus dégoûtants qu'on puisse supposer. Ces femmes sont d'autant plus dangereuses, je dirai plus, effrayantes, qu'elles s'adressent de préférence à nos jeunes soldats; *elles sont toutes malades* : il est rare que le malheureux qui a des rapports avec elles ne soit pas infecté. Pas de pitié pour ces êtres infâmes qui ont la conscience du mal affreux qu'elles font, et qui se refusent à toute obligation, à tous soins sanitaires. Elles doivent entrer dans une maison pénitentiaire jusqu'à leur parfaite guérison, et libération des peines qu'elles auront encourues. Les cabaretiers, les logeurs qui les recevront, qui leur jettent pour la nuit une botte de paille et qui en tirent parti le jour, sont passibles de peines correctionnelles : elles doivent leur être infligées très-sévèrement.

Pour compléter tout ce qui a rapport aux dames de tolérance, nous dirons que ces dames elles-mêmes, quand elles auront moins de cinquante ans, seront soumises à la visite, ainsi que les domestiques qu'elles pourront employer. Chaque fille soumise à ces dames de tolérance aura une chambre séparée: sur la porte il y aura son nom, et le numéro de la chambre. Il devra toujours exister chez elle, dans un cadre à la vue de tous, une instruction détaillée des soins sanitaires à employer. Chaque fille aura son livret, sur lequel seront relatés, depuis sa soumission, toutes les maladies qu'elle aura pu avoir, les traitements qu'elle aura pu subir, leur nature et leur durée, les peines qu'elle aura pu encourir, et celles qui lui auront été infligées. Dans la crainte que ce livret ne se perde, la dame de tolérance, devra constamment en avoir une copie exacte, sur un registre qu'elle aura ouvert à cet effet. Ce livret sera soumis à l'administration sanitaire, qui le visera à chaque changement, à chaque maladie, à chaque méfait.

Pour engager une fille tolérée à n'avoir aucune répugnance à se rendre à l'administration sanitaire, et passer à la visite, il est nécessaire d'en faire quatre catégories : la première, celles qui se trouvent sous la direction des dames de tolérance qui offrent le plus d'apparence, et de tenue morale, où l'ordre le plus régulier existe ; la deuxième catégorie, celles qui tiennent peu aux considérations ci-dessus ; la troisième, les filles libres ; la quatrième, les filles en garni. Des jours seront pris pour chacune d'elles.

Des maisons de santé spéciales peuvent être ouvertes pour la première et la troisième catégorie ; ces maisons doivent, et ne peuvent employer, que des médecins de l'administration, ou nommés par l'administration. Le régime sera sévère. Toute femme ne pourra recevoir de visites que dans un parloir, et elle ne sortira que lorsque sa guérison aura été légalement constatée, par une visite faite à l'administration sanitaire, et inscrite sur son livret. Une maison de santé pourra exister pour les deuxième et quatrième catégorie, mais à la condition de l'engagement, par la dame de tolérance, ou par la maîtresse de garni, de pourvoir à tous les frais que nécessitera la guérison de la fille tolérée, dont elle solliciterait l'entrée. Le service de ces maisons de santé allégera considérablement celui des hôpitaux, et diminuera de beaucoup les frais d'entretien qu'ils nécessitent.

Maisons de passe.

Elles doivent être toutes supprimées; on ne doit en tolérer aucune. Les autoriser, c'est sanctionner la prostitution clandestine, bien autrement dangereuse que la prostitution tolérée. Une maison de passe, c'est la honte, l'opprobre d'une société civilisée, c'est le tombeau de l'honneur, de la vertu d'une foule de filles, de femmes qui, sans la déplorable facilité qu'elle donne, et le secret qu'on y trouve, seraient restées dans leur devoir. D'autres sont conduites dans ces repaires sans savoir où elles vont, par des êtres vicieux, infâmes, que la loi atteint difficilement. Les maisons de passe sont, non-seulement le fléau de la société moralement, mais le sont aussi morbifiquement. Dans ces maisons, l'administration sanitaire étant sans action, n'ayant aucun pouvoir, aucun contrôle, la syphilis s'y propage à l'infini; ceux qui les fréquentent, sont ordinairement des êtres voués au libertinage, à la dépravation. Etre voué au libertinage, c'est être voué aux maladies; il en résulte que les malheureuses qui y sont entraînées, lorsqu'elles y contractent une syphilis, c'est bien une maladie secrète, car elles ne savent le plus ordinairement que faire, et quelle résolution prendre; l'indécision leur fait garder longtemps ce mal avant de trouver le moyen de se traiter, et souvent, pour une seule faute, toute la vie peut s'en ressentir. D'autres, sans savoir ce qu'elles ont, prennent ces symptômes caractéristiques pour des échauffements, une irritation sans conséquence, apportent le poison sous le toit conjugal. Là, plus de bonheur domestique. Le malheur retombe jusque sur la tête des pauvres enfants; alors le repentir, le remords, sont sans puissance; le mal est irréparable.

Ces tristes considérations prouvent qu'on ne doit souffrir l'existence d'aucune maison de passe, et que cette espèce de prostitution doit être sévèrement défendue aux dames de tolérance; il ne doit se trouver chez elles que des filles inscrites; toutes celles qui ne le seraient pas, doivent être considérées comme filles se livrant à la prostitution clandestine.

Mesures sanitaires chez les militaires.

Si l'on doit prendre des précautions, contre la propagation de la maladie vénérienne à l'égard des personnes pour qui dans le monde le célibat est une position anormale, passagère, ces précautions doivent être considérées d'une manière bien autrement sérieuse à l'égard de ceux pour qui, par état, le célibat est presque exigible, pour l'armée, par exemple ; elles sont d'autant plus indispensables, que généralement la syphilis, dans les casernes, est considérée avec une insouciance, une légèreté inconcevable. Beaucoup de militaires ont des remèdes, des recettes particulières, se traitent eux-mêmes, et quel traitement !.... Une maladie vénérienne chez le soldat doit être envisagée sous le rapport de l'avenir, et considérée comme pouvant atteindre une génération entière.

Les chefs de corps savent que c'est par l'armée que la maladie syphilitique se propage au loin, qu'elle étend ses ravages dans tous les pays, et que ni le village, ni le simple hameau, rien n'échappe au fléau. Le militaire, mal guéri d'une ou de plusieurs maladies, rentre dans ses foyers à l'expiration de son temps de service, ou se fixe dans une autre localité, il apporte là des germes d'infection, de destruction. Par lui, la femme la plus saine devient malade ou met au monde des enfants chétifs, qui tôt ou tard deviennent rachitiques, scrofuleux, dartreux. La moitié de ces enfants meurent dans les trois ou quatre premières années, de maladies en apparence de peu de rapport avec la cause réelle et primitive du mal. Une famille entière se trouve ainsi plus ou moins frappée de mort ou de maladie. Si ce militaire eût été bien

guéri, cette famille eût été prospère, et non maladive;
avec la souffrance, point de travail; pas de travail,
c'est la misère.

Combien de milliers d'enfants meurent ainsi, que
de maladies n'existeraient pas, si on prenait les précautions que je vais indiquer!

Des considérations ci-dessus, il résulte qu'on doit
envisager la maladie vénérienne, chez le militaire,
comme la chose la plus importante, la plus sérieuse
qui puisse l'atteindre.

On doit donc cesser de considérer, comme un quasi-
délit, une contagion syphilitique; on ne doit voir en
elle autre chose qu'une maladie, qui doit être assi-
milée aux fièvres, aux inflammations, aux affections
organiques. La solde du militaire doit lui être conser-
vée; on ne doit pas faire de son retrait une punition;
il sera dirigé immédiatement sur un hôpital. Là, dans
l'intérêt de tous, et de la santé publique, il sera engagé
avec instance, mais sans menace, à déclarer le nom, la
demeure de la personne avec qui il aura contracté sa
maladie; on insistera. Si c'est une femme de mauvaise
vie, il doit faire sa déclaration après des persuasions
amicales, et non par menaces. Sa déclaration serait
inscrite sur un registre appartenant à l'hôpital; une
copie de cette déclaration appartiendra à l'autorité
sanitaire, qui devra se transporter immédiatement au
lieu indiqué, pour contrôler l'exactitude de la déclaration, si toutefois la personne désignée peut ressortir de l'autorité sanitaire. Dans ce cas, elle sera

arrêtée immédiatement, et dirigée sur un hôpital pénitentiaire, où elle sera traitée, et où on lui infligera la peine qu'elle aura pu encourir pour n'avoir pas déclaré sa maladie. Si la déclaration désigne une personne qui ne soit pas tolérée, le fait sera dénoncé aux agents de la police secrète ; eux seuls auront bientôt la certitude de la véracité de la déclaration. Si c'est une femme qui se livre à la prostitution clandestine, elle sera immédiatement arrêtée, conduite au bureau sanitaire, et si elle est malade, dirigée sur un hôpital pénitentiaire où elle sera soignée pour de là être jugée comme coupable d'attentat aux mœurs et à la santé publique. Si c'est une pierreuse ou femme de barrière, elle doit être suivie, traquée et renfermée comme plus nuisible qu'une bête féroce, qu'un chien enragé. Une déclaration reconnue fausse, ou faite par vengeance, doit être punie.

Un militaire ne sera jamais soigné dans la caserne. Des jours seront pris pour la visite du régiment, afin que chaque soldat puisse être visité environ tous les mois. Celui qui sera trouvé malade, sera admonesté, vivement blâmé, envoyé à l'hôpital, et sommé de déclarer la fille qui l'aura infecté. Son action sera considérée comme celle d'un mauvais camarade, en ce que son silence exposait d'autres à être malades. La santé du soldat doit être chose sacrée, le moindre symptôme doit être soigné sérieusement, il doit rentrer sain dans ses foyers.

Ces visites seront faites particulièrement et très-minutieusement à chaque changement de garnison. Toute recrue, les *remplaçants surtout*, seront visités à leur arrivée au régiment. Le bon sens des chefs dispense de toute recommandation à ce sujet.

Ces visites sont d'une très-grande importance dans les grandes villes manufacturières, dans les ports de mer, où l'on rencontre souvent *trois femmes malades sur quatre*. Il serait convenable, dans ces localités, d'assigner aux soldats telle maison de prostitution, de préférence à telle autre. Le chirurgien du régiment aurait soin de visiter deux fois la semaine les filles tolérées qui les composent. Ces visites pourraient être faites en compagnie du médecin qui en est habituellement chargé. Les dames de tolérance de ces maisons doivent mettre tous leurs soins à ce que les mesures sanitaires et prophylactiques soient bien observées. Toute négligence de leur part sera sévèrement punie. Toutes les mesures ci-dessus auront, non-seulement l'immense avantage de préserver l'armée de la maladie vénérienne, mais chaque militaire, dans toute la France, désignant celle qui est malade, pourra être regardé comme explorateur de la syphilis, et l'armée, au lieu de propager le mal, comme cela a eu lieu jusqu'à ce jour, rendra l'immense service *de le désigner où il sera*, et le séjour d'un régiment dans une ville, au lieu d'être redouté sanitairement, sera recherché.

CHAPITRE X.

DÉFINITION ET DESCRIPTION SUCCINCTE DES SYMPTOMES SYPHILITIQUES.

Blennorrhagie, Urétrite.

On appelle urétrite, blennorrhagie, chaude-pisse, un écoulement de mucosité plus ou moins abondante, plus ou moins épaisse, par le canal de l'urètre. Cet écoulement est quelquefois sans douleur, mais le plus ordinairement il est accompagné de prurit, de douleurs, de tension, et souvent de courbure de la verge. Il se manifeste ordinairement dans la première huitaine après un coït impur ; quelquefois il ne se montre que deux, trois et quatre semaines après ; plus son apparition est rapprochée, plus les symptômes sont intenses ; généralement après quatre, cinq, six ou huit jours, on éprouve une sensation particulière, désagréable, au bout de la verge. Après avoir uriné, on s'aperçoit que l'orifice du canal est un peu plus rouge, gonflé, enflammé ; un peu d'écoulement se manifeste un ou deux jours après, les douleurs après l'émission de l'urine deviennent plus fortes, plus prolongées ; on commence aussi à ressentir cette douleur au premier jet d'urine, le gland devient plus gros, se gonfle, l'urine sort par jet bifurqué ; la muqueuse de l'orifice urétrale semble faire un peu saillie ; les bords de cet orifice sont plus rouges, et se trouvent réunis par une matière visqueuse qui, en se desséchant, les tient agglutinés. En les séparant, et en pressant le canal, il sort plus ou moins de cette matière visqueuse d'une couleur blanche un peu jaunâtre, et demi-transparente.

Ces symptômes sont accompagnés, et souvent précédés d'inquiétude vague, de tiraillement, et de pesanteur dans les testicules ; si on ne se hâte de les combattre activement, ils s'exaspèrent, et parcourent les phases suivantes :

L'inflammation, qui n'occupait d'abord que l'orifice du canal de l'urètre, la fosse naviculaire, s'étend, gagne toute l'étendue du canal, diminue sa capacité, en engorgeant ses parois, augmente sa sensibilité, et l'inflammation rend l'émission de l'urine longue, difficile et excessivement douloureuse. Le gland offre une couleur rouge, qui peut devenir livide, il est plus gonflé, plus renitent. Cet engorgement, cette renitence gagnent les corps caverneux ; le membre viril paraît plus fort, la pesanteur, la gêne font qu'on est constamment tenté d'y porter la main. Cette sensation de soulagement oblige à un suspensoir.

Les érections deviennent fréquentes et insupportables, la nuit surtout ; si on ne se hâte de remédier à cet état de choses, l'inflammation du canal augmente, diminue de plus en plus son diamètre, et gagne le col de la vessie. Alors l'état de striction du col vésical fait que cet organe se contracte sympathiquement; le col se laissant difficilement dilater, il en résulte une émission très-difficile des urines; après des efforts nombreux, plus ou moins retenus, le premier jet d'urine sort petit, saccadé, bifurqué et accompagné de douleurs, d'angoisses, de cuissons brûlantes; le malade se penche instinctivement en avant pour soulager sa douleur, qui est telle dans cette période sub-aiguë que son corps se couvre de sueur à la moindre envie d'uriner. Plus les urines sont rendues en petite quantité, plus les envies sont fréquentes, plus aussi la position du malade est intolérable. La maladie alors devient grave, et si on n'emploie qu'un traitement simple antiphlogistique seulement, les symptômes s'accroissent rapidement, les corps caverneux s'engorgent; cet engorgement augmentant disproportionnément par rapport au canal de l'urètre, il en résulte que ce dernier étant dur, renitent, serré, perdant son élasticité et se laissant dilater difficilement, il se gerce, se rompt dans ces érections fortes ou prolongées. Cela a constamment lieu lorsque le malade n'a pas le soin, dans ces érections, de se mettre à l'air, de se refroidir, de tenir la verge courbée et rabattue par en bas. Si ce n'est qu'une gerçure, le malade s'en aperçoit par des stries de sang qu'il remarque dans la matière de l'écoulement; si la rupture embrasse la plus grande partie de l'épaisseur des parois du canal, il y a une hémorrhagie qui souvent est très-abondante : cette hémorrhagie soulage considérablement le malade. Les tissus se dégorgent, l'inflammation diminue; les premiers jets d'urine qui passent sur cette crevasse donnent une sensation de douleur que le malade compare au passage d'un liquide brûlant. Si la rupture embrasse toute l'épaisseur des parois du canal, le mal peut devenir très-grave, l'urine s'infiltre dans le tissu cellulaire, l'enflamme, des abcès se forment, s'ouvrent extérieurement et établissent des fistules urinaires ; à ce haut degré de maladie, la fièvre s'empare du malade, les voies gastriques s'affectent, l'appétit se perd, la soif est ardente, il y a insomnie. Telle est la marche d'une urétrite syphilitique aigüe, lorsqu'elle est négligée dès son principe par le malade, ou quand le traitement n'est pas convenable.

Heureusement il n'en est pas toujours ainsi, et entre l'urétrite bénigne et celle parvenue à cette période de gravité, on doit bien penser qu'il existe des nuances à l'infini ; lorsqu'une urétrite aiguë occupe toute l'étendue du canal, il arrive souvent que les gerçures dégénèrent en exulcérations ou en ulcérations. Alors les tissus sous-jacents s'engorgent partiellement, forment des nodosités, et si elles sont multiples, le canal ressemble à un petit chapelet. Lorsque ces exulcérations se multiplient dans toute son étendue, des brides intérieures se forment, rendent le parcours de la sonde difficile, et donnent toujours pour résultat une diminution considérable dans le jet de l'urine. La guérison n'est jamais complète, tant qu'il existe la moindre partie de ces petites tumeurs, le moindre rétrécissement.

Lorsqu'une blennorrhagie syphilitique est traitée par des antiphlogistiques seulement, on peut certainement faire disparaître parfaitement bien l'écoulement en donnant surtout à la fin des préparations au baume de copahu, au cubèbe, ou par des injections astringentes; mais il reste le plus ordinairement un engorgement, une épaisseur des parois du canal auxquels on fait généralement peu attention. Cet engorgement, augmentant peu à peu, diminue de plus en plus sa capacité. Cette situation peut durer plus ou moins longtemps, des années même; mais il arrive que par suite d'excès de table, de fatigue prolongée, d'excès de coït ou toute autre cause, il arrive que la paroi urétrale surexcitée s'hypertrophie, s'engorge et diminue tellement la capacité du canal, que l'émission de l'urine devient presque impossible. Pendant un ou deux jours, la position et les idées du pauvre malade sont effrayantes; sa figure est bouleversée, devient anxieuse; il serre les dents, trépigne et ne peut tenir en place; il n'ose plus boire. Cette situation est on ne peut plus grave; si on n'y remédie immédiatement, la vessie par trop distendue peut se rompre, et le malade est perdu si on ne se hâte par la sonde d'évacuer les urines.

Malgré la gravité d'une telle position, si le malade est patient, il peut se débarrasser complétement de

tous ces symptômes par un traitement rationnel parfaitement coordonné et très-bien suivi pendant trois
mois.

Le retrécissement du canal est le plus ordinaire-
ment localisé, rarement il occupe en toute l'étendue; les points les plus fréquemment affectés sont les parties moyennes, et celles qui se trouvent situées à six pouces environ de l'orifice de l'urètre dans la région sous-pubienne. Un retrécissement par- tiel est la conséquence d'une petite fissure, d'une exulcération, ou d'une véritable ulcération. Dans les deux premiers cas, il y a engorgement, augmen- tation de volumes des parois du canal, et diminution plus ou moins grande de sa capacité.

Rétrécissement
du canal
de l'urètre

Lorsque ce rétrécissement est la conséquence d'une véritable ulcération, il arrive, quand cette der- nière est un peu considérable, ce qui a lieu souvent à la suite de brûlures, il se forme des cicatrices avec brides, la forme ronde du canal prête à ce mode de cicatrisation; ces petites brides doivent être détruites soit par le caustique, soit par un e sonde.

Un rétrécissement du canal de l'urètre acquiert par l'âge un autre genre de gravité, les envies d'uriner sont ordinairement très-fréquentes. On est obligé de se relever la nuit un plus ou moins grand nombre de fois; l'émission de l'urine a lieu lente- ment; le malade, fatigué de faire des efforts, cesse les mouvements d'expulsion dès qu'il se sent soulagé; quelquefois aussi la vessie fatiguée, affaiblie, ne peut se débarrasser entièrement. De la présence constante des urines dans la vessie peuvent résulter deux choses, la première chez les sujets disposés à avoir des urines sédimenteuses ou graveleuses; le résultat est la pierre. Dans l'autre cas les urines irritent la muqueuse de la vessie et donnent une sécrétion muco-purulente, qui se dépose au fond du vase en plus ou moins grande quantité, et qu'on nomme catarrhe vésical, affection d'autant plus sérieuse que le malade avance en âge.

Catarrhe de la vessie

Un écoulement très-abondant, sans douleurs en urinant, ne provient pas toujours du canal de l'urètre; il peut être le résultat de l'inflammation, soit de la surface du gland seulement (balanite) ou de la surface interne du prépuce (posthite). Cet état se reconnaît facilement en ce qu'en pressant l'extrémité du canal, il n'en sort pas de pus; il se caractérise encore par le gonflement du gland, du prépuce, par la démangeaison et souvent la douleur qu'on éprouve dans cette partie; l'inflammation comprend presque toujours la surface du gland et du prépuce; alors l'écoulement est très-considérable, il est presque impossible de découvrir le gland. qui est d'un rouge vif fortement irrité et gonflé.

Balanite.
Posthite.

Balano-posthite.

Cette impossibilité de découvrir le gland peut avoir lieu lorsqu'il existe des chancres ou des excroissances syphilitiques sur le gland ou sur la surface interne du prépuce. Cette impossibilité a lieu également ment, lorsqu'il existe une inflammation du canal de l'urètre, compliquée de fissures, de petites crevasses à l'extrémité libre du prépuce, qui alors se rompt, se déchire à chaque effort qu'on peut faire pour découvrir le gland. Un semblable résultat peut être occasionné également par un ou plusieurs chancres.

Lorsqu'il y a phimosis, il peut arriver que pour des efforts tentés imprudemment, on parvienne à découvrir le gland; ce dernier étant alors fortement serré à la base par la striction de l'extrémité libre du prépuce, se gonfle, ainsi que toutes les parties environnantes, et, si l'on y remédie immédiatement, ce gonflement est susceptible d'aquérir un tel degré, qu'il devient impossible de rabattre le prépuce sur le gland; l'engorgement devient alors si considérable, que pour éviter la gangrène, qui devient imminente, on est souvent obligé de débrider, de couper la partie du prépuce qui occasionne l'étranglement.

Epididymite, orchite.

Le développement d'une blennorrhagie détermine chez beaucoup de personnes un embarras, une gêne et de la sensibilité aux aînes, au pénis, aux bourses surtout, où elle donne une sensation de striction; les muscles peuvent se contracter, les bourses paraissent se retirer, la peau est plissée et les testicules serrés, comprimés, deviennent plus sensibles, plus douloureux. Dans cet état, la moindre cause peut déterminer leur inflammation ; une simple percussion, le froid, une marche forcée, un peu de fatigue peuvent occasionner un engorgement de l'épididyme, qui devient dur et douloureux ; si on laisse le mal faire des progrès, l'inflammation passe de l'épididyme au corps même du testicule, qui peut sextupler de volume ; la douleur alors est forte, poignante, surtout lorsque le testicule n'est pas soutenu : la peau est rouge, lisse, sensible ; l'irritation se communique aux cordons spermatiques et peut se propager jusqu'au bas-ventre ; les douleurs deviennent intolérables : fièvre, forte agitation, insomnie et inquiétudes sérieuses du malade sur le résultat probable de sa maladie.

L'excessive douleur et l'inquiétude que le malade éprouve le rendent très-docile, et si la marche des symptômes a été rapide, leur décroissance par un bon traitement est presque aussi prompte, et la maladie, qui a commencé par l'épididyme, finit ordinairement par l'épididyme ; seulement ce dernier, ou une partie seulement, reste engorgé, dur pour la vie. Il est excessivement rare de voir cet engorgement se dissiper entièrement.

Un seul des testicules est ordinairement affecté ; les deux peuvent l'être, mais bien rarement. Il est des cas où la destruction devient énorme, acquiert un volume considérable, où la douleur si vive désignée ci-dessus est peu forte, la peau moins rouge, le testicule moins sensible au toucher, moins dur et susceptible d'une légère dépression. Ces symptômes indi-

quent que ce gonflement est la conséquence d'un épanchement de sérosité dans la tunique vaginale ; cette
espèce d'hydrocèle aigu est également susceptible
de se développer promptement et de disparaître avec
la même rapidité ; généralement, dans toute inflammation des testicules, l'épanchement séreux de la
tunique vaginale détermine le plus ou moins de volume de l'organe affecté ; le testicule lui-même est
loin de pouvoir se distendre autant ; d'ailleurs, il est
rare de le voir entièrement attaqué : il ne l'est que
partiellement.

Une forte inflammation peut aussi occasionner un
empâtement, un gonflement du tissu cellulaire des
bourses et y détermine des abcès.

Une testite est toujours une affection sérieuse, en
ce qu'il est très-rare qu'elle ne laisse pas de traces ;
toujours une partie des testicules ou l'épididyme, reste
d'une dureté presque squirreuse. Pour l'épididyme,
il n'y a rien à craindre, cet engorgement dure toute la
vie ; mais pour le testicule, si le malade a été mal soigné, que le principe syphilitique ne soit pas détruit,
il est exposé à voir cet engorgement dégénérer en
squirre, en cancer ; des abcès, des fongus s'y développent, et la castration est indispensable.

Une affection de chaque testicule, avec engorgement entier et même partiel de ces organes, peut
rendre nulle la faculté procréatrice.

Affections des membranes muqueuses des parties génitales de la femme.

Blennorhagie chez la femme. Les écoulements, chez les femmes, sont ordinairement plus abondants et moins douloureux que chez l'homme. En compensation, ils sont plus difficiles à traiter et laissent presque toujours, après le traitement, des fleurs blanches plus ou moins considérables. Si la femme n'est pas exposée à ces symptômes violents, douloureux, qui peuvent exister chez l'homme dans une blennorrhagie aiguë, syphilitique, les conséquences de cette maladie sont bien autrement graves chez elle. L'habitude qu'elles ont d'avoir constamment les parties plus ou moins lubréfiées, dans les grandes villes surtout, où dix-neuf femmes sur vingt ont ce qu'on appelle des fleurs blanches, fait que, lorsqu'elles ont contracté une blennorrhagie, ce surcroît d'écoulement surprend d'autant moins, qu'une foule de causes non syphilitiques peuvent l'occasionner, j'observe cela très-souvent. Il faut, pour fixer leur attention, des symptômes aigus, ardents, etc.; alors, elles ont des craintes et elles sont obligées de consulter; mais généralement, à moins de rapports suspects, elles y font d'autant moins d'attention, qu'un écoulement syphilitique se distingue difficilement, même par le médecin. Cette indifférence est basée aussi quelquefois sur la confiance des rapports qu'elles peuvent avoir. Il résulte de là, quand elles sont malades, qu'une infection lente, latente, peut s'opérer chez elles presque à leur insu. Le résultat est grave : car chez la plupart de celles qui meurent de cancers uté-rins au retour d'âge, l'origine primitive de leur maladie n'a pas d'autre cause.

Les muqueuses des parties génitales peuvent être atteintes ensemble ou séparément. Les caroncules myrtiformes, le canal vaginal, sont les parties les plus fréquemment affectées. L'inflammation peut s'étendre aux grandes et aux petites lèvres : le canal de l'urètre en est rarement le siége. Cette inflammation se propage facilement du canal vaginal au col de la matrice, qui se couvre souvent d'exulcérations ou d'ulcérations superficielles ; ces ulcérations peuvent exister dans le col, et même jusque dans la matrice. Ces ulcères, par leur siége, ne peuvent être reconnus avec le speculum ; mais des secrétions d'un fluide très-abondant, plus séreux que muqueux, d'une couleur blanc sale, légèrement teintée de gris, dénotent presque constamment leur présence.

Ulcération
du col
de la matrice.

Au début de la maladie, avant même que l'écoulement se manifeste, la femme éprouve d'abord un peu de démangeaison qui la porte à des idées érotiques ; bientôt après, de la chaleur, un peu de cuisson se font sentir, en urinant surtout ; les parties se gonflent, la muqueuse affectée devient un peu sèche, rouge et douloureuse ; cet état dure habituellement de trois à six jours, après lesquels un écoulement se montre, d'abord séro-muqueux, clair, puis muqueux, d'un jaune citron, quelquefois un peu verdâtre ; le linge taché est sec, dur ; lorsque le col de la matrice est le siége du mal ou participe à l'inflammation, l'écoulement est excessivement abondant, plus clair, moins épais, moins coloré ; l'acte de la génération devient douloureux et même impossible : douleurs dans la région lombaire et sus-pubienne, pesanteur, gêne dans les parties. Cet état peut durer plusieurs semaines, après lesquelles la chaleur, la cuisson et la plupart des symptômes disparaissent. Il reste un écoulement un peu moins-jaune, mais toujours très-abondant, qui cependant est de peu de durée si la cause n'est pas virulente ; mais si la cause est syphilitique, les symptômes inflammatoires, persistent plus longtemps, ainsi que la couleur *jaune citrin* de l'écoulement, qui devient moins abondant, un peu plus épais ; il acquiert une odeur forte, *sui generis ;* les taches sur le linge, se bordent d'un cercle légèrement brunâtre ; l'inflammation complètement disparue, la couleur jaune citrin devient peu sensible et ne se montre souvent qu'au centre des taches : c'est dans cet état, qu'il est souvent prudent de ne pas se prononcer, sur les vrais caractères de la maladie. La malade ne doit pas moins subir un traitement. La persévérance des symptômes autorise le médecin à le prescrire, surtout si, à l'aide du spéculum, il remarque que le col de la matrice reste un peu tuméfié, rouge, et qu'il laisse des traces récentes d'exulcérations ou d'ulcérations.

Un écoulement syphilitique mal soigné chez une femme est une chose toujours très-sérieuse; il détermine chez la plupart un engorgement plus ou moins considérable, plus ou moins dur du col de la matrice. Cet engorgement est susceptible de dégénérer tôt ou tard en cancer; des végétations, des fongus s'y développent, la vieillesse n'empêche pas, n'arrête pas la marche de ces terribles affections. Ce qu'il y a de plus effrayant encore, c'est que chez la plupart des femmes, la maladie ne se révèle que lorsqu'il n'y a plus de ressources. Cela vient toujours de cette indifférence pour les écoulements qu'elles peuvent avoir, et de la marche lente graduée des symptômes.

Causes
des cancers
de
la matrice.

Bubons.

Bubons.
Adenite.

Chez les personnes dont le système lymphatique est doué d'une force d'absorption très-active, et qui sont affectées d'un écoulement ou d'un chancre, il leur survient souvent aux aines un engorgement des glandes inguinales; on donne à ces tumeurs le nom de bubon ou adenite. Elles peuvent se manifester dans d'autres parties du corps, là où il existe des ganglions lymphatiques; on les observe spécialement dans les régions axillaire et cervicale; mais alors ils ne sont plus, ou rarement, symptômes primitifs, ils sont le résultat d'une ancienne syphilis. Un bubon peut se manifester seul, après une cohabitation suspecte, et sans avoir besoin d'être précédé d'un ulcère ou d'un écoulement; mais le plus ordinairement ils apparaissent pendant la période d'irritation la plus forte, soit d'une blennorhagie , soit d'un chancre ; on voit alors une petite tumeur mobile arrondie, ovoïde, plus ou moins volumineuse; offrant peu de douleurs d'abord. Cette tumeur se développant s'enflamme, devient dure, et peut acquérir le volume d'un œuf de poule. Si l'inflammation gagne les tissus sous-jacents, la tumeur n'est plus mobile, la peau devient rouge, chaude, brûlante ; une grande sensibilité, une grande douleur se déclarent. La marche devient difficile. Si ces symptômes ne sont pas activement combattus, un point de fluctuation se manifeste au centre, et la suppuration s'établit dans tous les tissus malades, si on ne se hâte de l'évacuer promptement. Si les pansements ne sont pas bien réguliers, bien méthodiques, le mal peut faire des progrès effrayants, la peau se décolle, des fistules, des clapiers peuvent se former, s'étendre au loin. Ce grave symptôme peut encore acquérir aujourd'hui, malgré toute la perfection de nos traitements, le caractère de pourriture d'hôpital : alors une suppuration abondante découle de partout, le fond est grisâtre, dépourvu de bourgeons charnus et paraît comme gangrené. Ce résultat est on ne peut plus sérieux en ce qu'il peut se compliquer d'autres symptômes et devenir mortel.

Pourriture d'hôpital.

Je ne parle ici que du bubon vénérien. Dans beaucoup de cas les ganglions lymphatiques peuvent être également affectés, ils le sont par la transmission de l'irritation de parties souvent très éloignées. Ils sont quelquefois le résultat d'une absorption par ces vaisseaux de substances vénéneuses, âcres, irritantes; dans la peste, le bubon est ordinairement un symptôme mortel.

Par suite de l'irritation occasionnée par un chancre au gland ou au prépuce, on voit quelquefois des vaisseaux lymphatiques s'enflammer; ces vaisseaux si petits, à peine visibles, deviennent sensibles au toucher, font l'effet d'une petite corde tendue; ils sont alors douloureux, gênants. On les remarque presque toujours sur le dos de la verge, ce symptôme n'a jamais de conséquences fâcheuses.

Inflammation des vaisseaux lymphatiques.

Chancres.

Une quantité de pus vénérien déposé sur une partie quelconque de notre corps, l'irrite, l'enflamme, l'exulcère et ronge la peau. L'ulcère vénérien a des caractères qui lui sont propres, et qui n'appartiennent pas à d'autres. Presque toujours avant qu'il ne soit établi, on observe d'abord sur la partie où a été déposée la matière virulente, un petit engorgement de forme pustuleuse au centre duquel on remarque un petit vésicule, qui, rompu, laisse voir un petit creux à fond rouge granuleux s'étendant plus ou moins rapidement, selon l'activité de la matière virulente, la facilité d'absorption de la région où le virus est déposé, et le plus ou moins de dispositions de l'individu à

Chancres.

contracter la maladie syphilitique ; il est rare que les progrès ne soient pas rapides ; en quelques jours, l'ulcère peut acquérir l'étendue d'une pièce de vingt centimes ; dans cet état il est entouré d'une auréole rougeâtre, ses bords sont renversés, quelquefois un peu proéminents, mais toujours taillés en biseau ; dans quelques cas, les bords sont dentelés, le fond paraît quelquefois rouge, inégal, le plus ordinairement il est grisâtre, comme couenneux. Tout l'ulcère est enveloppé d'un engorgement particulier, spécial au virus syphilitique ; c'est une induration très circonscrite, pouvant être comparée à une petite glande engorgée coupée en deux. Cet engorgement ne se perd pas graduellement dans les tissus voisins, comme dans les autres affections inflammatoires non spécifiques. Cette

Caractère du chancre syphilitique.

induration paraît au toucher plutôt élastique que dure, surtout lorsqu'elle existe seule, sans ulcération, comme cela arrive quelquefois au prépuce. Ce caractère élastique, propre à l'induration qui enveloppe le chancre vénérien, est tel qu'il n'est pas permis, quand on l'a bien observé une fois, de le confondre avec l'œdème dur, ou tout autre engorgement. La sécrétion des ulcères syphilitiques dans le principe est ichoreuse, chargée de détritus organiques et quelquefois sanguinolents ; elle est alkaline, se dessèche à l'air et forme croûte. L'effet de la contagion est plus ou moins de temps à se manifester ; l'ulcération peut se montrer en quarante-huit heures, comme elle peut rester sept à huit semaines avant de se caractériser.

Le chancre vénérien pouvant affecter toutes les parties du corps indistinctement, il en résulte que sa forme, sa marche, sa durée, sa gravité, sont relatives à la région affectée. Chez les hommes, c'est au frein de la verge ou à la couronne du gland qu'on le rencontre le plus fréquemment; il est plus douloureux au prépuce qu'au gland; chez les femmes, il se développe près des caroncules myrtiformes, à l'orifice du canal vaginal, rarement dans ce canal, fréquemment au col de la matrice et aux bords libres des grandes lèvres. Les diverses parties de la bouche en sont souvent le siége; aux commissures des lèvres, il ressemble à une fissure; aux lèvres il est de forme parfaite, et paraît avoir été fait comme avec un emporte-pièce: le fond en est gris ou blanchâtre; à la langue, il la rend comme crevassée, déchirée dans son épaisseur, toujours de forme irrégulière. Sur les bords de cet organe, ce ne sont, le plus ordinairement, que des exculcérations allongées, blanchâtres, souvent très-douloureuses et gênantes pour manger, ou pour parler. A la pointe, ce sont de tout petits ulcères ronds, d'un rouge vif et très-incommodes. Aux amygdales, les chancres sont profonds, de forme ovoïde, très-allongés. Au pilier du voile du palais et à la luette, ils se montrent d'abord sous la forme d'excoriations blanchâtres, grisâtres, accompagnées d'inflammation, de rougeur et de gonflement des parties circonvoisines; le fond de l'ulcère devient rouge, s'élargit, détruit la luette, les piliers du palais, peut gagner la voûte palatine, met les os palatins à nu, la carie s'en empare, les détruit; une communication s'établit avec la cavité nasale, change le timbre de la voix qui devient nasillarde, gutturale; ces ulcérations, avec perte de substances, sont horribles, gênent considérablement la déglutition, après la guérison; une odeur infecte s'exhale de la bouche des malades, et en écartant les mâchoires, on voit que la bouche et l'arrière-bouche ne forment plus qu'une effrayante cavité. A l'arrière-bouche, les chancres syphilitiques ont une forme elliptique; le fond est toujours grisâtre; ils attaquent presque toute l'épaisseur de la membrane muqueuse, ils s'étendent aux trompes d'Eustache (orifice interne de l'oreille), les oblitèrent par l'engorgement des tissus; alors le malade devient sourd; des ulcères s'établissent au larynx, heureusement ils sont rares, le malade perd la voix, et meurt après un assez long temps d'une phthisie laryngée.

Les ulcérations peuvent se manifester sur toute la muqueuse du tube intestinal; elles peuvent être en très-grand nombre. Le malade tombe dans un état d'émaciation considérable; sa maigreur devient extrême, le ventre est sensible, douloureux; les matières fécales, quand elles sont liées sont enveloppées d'une couche muco-purulente; le pus rendu par les selles va souvent jusqu'à un litre par jour. Les forces se perdent, l'appétit devient nul, une fièvre lente s'établit et la mort survient.

Des ulcères vénériens s'établissent plus fréquemment à la muqueuse du rectum, à l'orifice de l'anus et au pourtour de l'anus. Le caractère d'induration particulier au chancre vénérien acquiert dans ces régions un grand développement, occupe pour le rectumune portion circulaire de cet intestin, rétrécit sa capacité, rend les déjections très-douloureuses; quand elles sont solides, on remarque qu'elles prennent une forme rubanée; le malade est presque toujours obligé de se tenir les intestins libres; il est constamment préoccupé d'une manière pénible de sa position. L'inquiétude se peint sur sa figure à la moindre envie d'aller à la garde-robe; cette position est excessivement grave, par la raison que l'induration syphilitique devient ordinairement squirreuse, cancéreuse, et la mort arrive après d'atroces souffrances. A l'orifice de l'anus, le mal étant visible, peut se traiter d'une manière autrement efficace. Là, les opérations sont possibles, et, à moins de fistules multipliées, le mal est rarement mortel. Au pourtour de l'anus, les ulcérations se montrent ordinairement dans les interstices des plis de la peau, ils sont sous forme de fentes étroites et offrent quelquefois trois à quatre centimètres de longueur. Sur les autres parties de la peau non énumérées ci-dessus, leur forme varie moins; cependant au cuir chevelu, ils sont petits, ordinairement en assez grand nombre, peu profonds et constamment couverts d'une croûte épaisse, au front et à la nuque; ils prennent une forme serpigineuse ainsi qu'au nez; ou ils rongent les cartilages, gagnent la lèvre supérieure, pénètrent dans les cavités nasales, détruisent le vomer, et le nez s'affaisse, s'efface; si l'ulcération a rongé l'extrémité du nez, il n'y a plus qu'une cicatrice, et à sa place, après sa guérison, on ne voit plus que deux trous; si le vomer seul a été attaqué, détruit, le nez s'aplatit, s'efface et semble disparaître. Sur la partie antérieure de la poitrine, les ulcères sont le plus ordinairement serpigineux, la peau, étant dans cette région presque collée sur les os, ceux-ci se trouvent attaqués, des caries longues et difficiles à guérir s'établissent.

D'autres fois, le virus vénérien semble vouloir se faire jour à travers toutes les parties du corps; ce sont d'abord des boutons qui se présentent souvent sous l'apparence de furoncles, et qui finissent par être de larges ulcères, à bords coupés en biseaux, dont le fond est tapissé d'une suppuration épaisse, glutineuse et légèrement grisâtre. J'en ai compté cent quatre-vingt-sept sur un seul malade, le plus petit était de la largeur d'un centimètre, et le plus grand de celle d'une pièce de cinq francs. Ce malade mourut après deux mois de souffrances.

Les jambes sont fréquemment affectées, des ulcères larges, profonds s'y établissent, leur forme est ronde ou serpigineuse; dans ce dernier cas, il y a toujours complication de dartres squameuses. Toujours le traitement est long est difficile.

Affection syphilitique des yeux.

Les yeux peuvent être affectés diversement de la maladie vénérienne, ils peuvent l'être primitivement ou secondairement. Leur composition, leur excessive sensibilité, la presque impossibilité à la sclérotique de se dilater dans les affections inflammatoires, donnent des symptômes variables et des sensations qui n'appartiennent qu'aux yeux. Le symptôme primitif le plus fréquent est l'ophthalmie blennorhagique ; elle peut être produite par métastase, mais elle est presque constamment le résultat de l'application sur le globe oculaire, de la sécrétion muco-purulente d'une blennorhagie, ou de toute autre sécrétion de nature syphilitique.

L'intensité de l'affection est relative à la force d'action de la matière contagieuse. Le pus d'un bubon qu'on ouvre, porté volontairement ou involontairement aux yeux, peut faire perdre la vue en quelques jours. Il en est de même pour une blennorhagie syphilitique à sa période aiguë ; la marche est moins rapide, si elle est passée à sa période de terminaison. La salive d'une personne atteinte de chancre au voile du palais, à la langue, ou ayant des tubercules muqueux aux lèvres ou aux parois buccales, donne également une ophthalmie syphilitique ; elle est fréquente chez les enfants nouveau-nés. On conçoit sans peine que le séjour plus ou moins prolongé de la tête de l'enfant dans une cavité vaginale malade, pendant l'accouchement, doit indubitablement donner à l'enfant ces ophthalmies si longues, si difficiles à combattre, quand on en méconnaît la nature. Ces ophthalmies se reconnaissent facilement par leur violence, par la marche rapide des symptômes, par une excessive sensibilité qui ne permet pas de percevoir le moindre rayon luminaire, par une sécrétion séro-purulente, verdâtre, souvent très-abondante, un larmoiement considérable, le boursouflement de la conjonctive, le renversement des paupières. La céphalalgie, les élancements sont des symptômes qui caractérisent également l'inflammation simple et l'inflammation virulente. L'ophthalmie syphilitique est un symptôme toujours grave ; si on n'y remédie pas à temps, les progrès marchent souvent avec une effrayante rapidité. La destruction complète de l'œil peut avoir lieu en quelques jours, soit par une forte inflammation, soit par des ulcérations, qui, en perforant la cornée, donnent issue à l'humeur vitrée, au cristallin, ou tout au moins à une procidence de l'iris. Le moins qui puisse en résulter, ce sont des taches à la cornée qui troublent la vue ; son opacité complète a fréquemment lieu.

Si l'inflammation passe à l'état chronique, elle se concentre, elle se fixe spécialement aux bords libres des paupières, augmente la sécrétion des glandes de meïbomius, rend les yeux ce qu'on appelle chassieux, les cils tombent, leurs bulbes peuvent se détruire, le canal lacrymal s'engorge, le sac lacrymal se dilate en se dégorgeant par la pression, la surface de l'œil se couvre de larmes purulentes, enfin une fistule finit par s'établir.

Les conséquences d'une méprise sur la nature des symptômes sont si sérieuses que le médecin par conscience ne doit pas, pour peu qn'il ait de doute, hésiter à faire subir au malade un traitement antisyphilitique. Ces traitements, aujourd'hui, n'entraînent à aucune conséquence fâcheuse. D'ailleurs, on doit les combiner avec la méthode antipblogistique, qui doit être suivie avec énergie ; on doit multiplier les moyens de médications. Des lotions, des injections froides très-souvent répétées avec le préservatif très-étendu d'eau, agissent à merveille ; les dérivatifs, les purgatifs, les boissons sudorifiques, les sangsues, les saignées, tout cela doit être combiné et activement employé. Les insuccès sont dus à une médication lente, indécise ou mal suivie.

MALADIES DE LA PEAU.

Elles sont nombreuses et variées à l'infini, les auteurs modernes en ont porté le nombre à cent trentetrois ; c'est un véritable chaos qui ne sert qu'à une vaine apparence de science, et qui rend l'étude de ces maladies embrouillée, difficile ; on a fait des systèmes artificiels, des méthodes naturelles, des classes, des ordres, des genres, des variétés. De notre siècle seulement, huit auteurs ont fait huit classifications différentes ; l'étude ici devient fatigante au travailleur le plus persévérant, le plus studieux.

La peau étant composée : 1° d'épiderme, 2° de corion ou réseau vasculaire de malpighi, 3° de bulles de poils de follicule sébace, 4° et du derme, il me semble plus convenable de prendre cette différence d'organisation pour base, et classer ces maladies d'après cet ordre. Cela est d'autant plus rationnel que toutes sans exception commencent par un seul des points organiques de la peau, que je viens de désigner. La plupart ne restent pas, il est vrai, longtemps à l'état simple ; mais enfin elles commencent de cette manière, et se compliquent ensuite ; ainsi un changement de couleur de la peau est évidemment une altération du corion, il peut rester longtemps sans altération même de l'épiderme. Une pustule commence d'abord par une secrétion irritante du corion, il y a excès de sécrétion, cet excès de sécrétion soulève l'épiderme, qui, peu élastique, se détruit : si la sécrétion augmente, que la cause soit virulente, il y a altération et souvent destruction du derme, mais cette pustule n'en a pas moins commencé par une altération d'un point du corion. On peut donc classer ainsi ces maladies. La mémoire en devient plus facile, le traitement surtout devient plus réel, plus certain, et on ne dira plus que le meilleur monographe est celui qui guérit le moins bien, les maladies qu'il a pu parfaitement bien décrire.

Dans cet opuscule, je ne peux prendre de cette

classification que ce qui a rapport à la maladie vénérienne, je ne puis traiter que quelques points saillants ; mais avant tout, je crois essentiel de dire que toutes les maladies de la peau sont en général liées à une diathèse spéciale qui les occasionne, qui les entretient, qui les reproduit, tant qu'on ne détruit pas cette diathèse entièrement.

Depuis un temps immémorial la cause des dartres a été rapportée, par les meilleurs médecins, à une altération du sang, à des dégénérations humorales de la lymphe, de la pituite ou de la bile.

Cause
des dartres.

On ne peut certainement nier des affections cutanées idéopathiques, mais il est bien essentiel d'en faire deux classes. La première comprendrait celles qui seraient la conséquence d'une application virulente quelconque, et la seconde celles qui seraient le résultat de l'application sur la peau, d'une substance irritante, mais non virulente.

Les premières peuvent être traitées localement avec succès, si on détruit, si on neutralise la cause virulente presque immédiatement ; les secondes sont relatives au degré d'irritation ou de destruction du derme, elles sont le plus ordinairement sans conséquence, quand elles n'offrent pas une étendue considérable de peau altérée : la brûlure, par exemple.

Maladies de l'épiderme.

L'épiderme est souvent affecté seul, et sans complication apparente. On observe alors une peau sèche,

terne, légérement rugueuse, quelquefois comme pul-
vérulente à sa surface, et sans augmentation de volume ; cela peut avoir lieu sur toute la périphérie du
corps ou partiellement ; souvent les faces palmaires
ou dorsales des mains sont seules affectées, mais
elles le sont diversement. La face dorsale est âpre,
rugueuse, sèche, gênée par l'aspérité de petites
écailles, qui semblent vouloir se lever, se détacher ;
à la face palmaire l'épiderme est dur, épais, peu ou
à peine rugueux, fendillé ; il n'offre pas ces petites as-
pérités propres aux autres parties du corps ; au cuir
chevelu, la peau est sèche, non colorée, non rugueuse,
dans quelques cas rares elle paraît nacrée, l'épiderme
s'en va par petites écailles très fines, les cheveux en
sont souvent parsemés en très-grande quantité. Toutes
ces altérations épidermoïques sont syphilitiques ;
lorsqu'elles se manifestent sans cause apparente, et
qu'elles ne sont pas la suite d'une maladie longue,
qui a fait tomber le malade dans un état d'émaciation considérable, il est très-facile de remédier à ces
symptômes.

Altération du corion ou tissu muqueux dermoïde.

De même que l'épiderme, le tissu muqueux dermoïde peut être affecté seul, sans complication de
l'épiderme et du derme, et donne des teintes variées
générales ou partielles. Toutes peuvent se rapporter

Taches
à
la peau.

à deux causes : l'une à des affections organiques, l'autre à une âcreté virulente du sang ; elles sont non - seulement parfaitement distinctes par leur cause, mais aussi par leur aspect. Ainsi, les taches cutanées, dues à une altération organique, occupent toute la périphérie du corps sans exception ; ainsi, la couleur jaune de la peau est un symptôme pathognomonique d'une maladie du foie. Sa couleur jaune citrin aide parfaitement à reconnaître une affection cancéreuse interne ; cette teinte pâle, décolorée, à peine jaunâtre, signale une altération spéciale et anhémique des organes digestifs, due à un développement morbide de l'utérus ; c'est ce qu'on nomme chlorose ou pâle couleur ; en général, il n'est pas d'affection organique parfaitement caractérisée, soit aiguë, soit chronique, qui ne se reflète d'une manière plus ou moins perceptible sur toute la surface du corps. Dans le choléra, la peau devient cyanosée, noire. Cette fièvre jaune, si terrible, si effrayante dans d'autres climats, tient son nom de la couleur jaune de la peau ; un médecin reconnaît instantanément un fébricitant, dans sa période d'intermittence, à une altération particulière des traits de face, et surtout à l'aspect d'une teinte générale de la peau, qui est mate, pâle, légèrement citrinée et sèche. Au résumé une teinte uniforme anormale de la peau dénote constamment une affection organique. C'est au médecin à en connaître la cause ; il n'en est pas ainsi des taches partielles, disséminées en plus ou moins grand nombre, sur une région ou sur toutes les parties du corps, sans aucun symptôme d'inflammation aigüe, qu'elles soient rouges, brunes, jaunes, blanches, cuivrées; elles sont constamment dues à une *âcreté virulente* du sang, n'importe l'âge du sujet; cette âcreté peut être innée. Je n'excepte même pas ces taches brunâtres sur la figure, nommées le masque chez les femmes enceintes; on ne les voit jamais chez une femme d'origine saine, et dont le mari n'a jamais été malade.

Les taches les plus connues, celles qu'on remarque le plus ordinairement, sont celles qui sont d'un jaune pâle, plus ou moins larges, de forme et d'étendue variables. Elles occupent presque toujours la région thoracique, le bas ventre, les jambes. Elles sont petites, multipliées et très-rapprochées, l'épiderme ne s'altère quelquefois que des années après leur apparition. Quand cela arrive, il est à peine rugueux et s'exfolie facilement. Ces taches sont parfois d'une teinte légèrement brunâtre, elles font paraître la peau comme marbrée; on remarque aussi une espèce de tache d'un blanc nacré, tranchant d'une manière surprenante avec la peau restée saine ; il y a ici décoloration complète de la sécrétion muqueuse dermoïde. J'ai vu un de ces malades couvert de ces taches, dont l'une occupait entièrement la peau de la verge; elles sont très rares et bien bizarres. Toutes ces taches éphélides sont plus désagréables que nuisibles, elles peuvent rester longtemps, des années, stationnaires, sans changer de

Taches
hépatiques.

caractère ; mais on n'aime pas à être maculé, tatoué, et comme elles sont une indication réelle d'un sang vicié, il doit être préférable de faire un traitement qui, en purifiant le sang, les fasse disparaître plutôt que d'attendre une complication ou d'autres symptômes indiquant une infection plus profonde.

Affection du corion et de l'épiderme.

Il existe beaucoup d'affections du tissu muqueux dermoïde, offrant plus ou moins le caractère syphilitique, mais restant peu de temps à l'état simple, et ne tardant pas à se compliquer de l'altération ou de la destruction de l'épiderme. Je vais indiquer les principales, toutes les autres se confondent et gardent peu de temps un caractère spécial.

Rougeur, roséole syphilitique.

Cette maladie consiste en une rougeur de la peau qui se fixe spécialement à la figure, au nez, au front, aux pommettes, à la bouche (parois buccale et pharyngienne) ; ces dernières sont très-fréquentes. Cette affection se caractérise par leur persévérance, par leur apparence inflammatoire, par leur couleur uniforme, d'un rouge vif, quelquefois cuivrée, mais souvent lie de vin ; quand elles sont anciennes, leur surface se parsème de tout petits boutons coniques, pointus, légèrement croûtés.

Rupia.

Le rupia consiste en une bulle large, aplatie, à épiderme flasque, flétri; la base, d'un rouge vif d'abord, perd promptement cette couleur, devient lie de vin, puis pâle et à peine rougeâtre. La sécrétion est relative à la couleur; le rouge vif donne une sérosité abondante plutôt claire que rose, qui détache et distend l'épiderme; le rouge lie de vin donne une sérosité sanguinolente, le rouge pâle une sérosité purulente jaune grisâtre; ces bulles se dessèchent facilement, mais elles s'ulcèrent de même si elles ne sont combattues activement après la chute des croûtes. On remarque, à la place, une tache tirant au brun clair ou au livide; ces bulles ont ordinairement un centimètre de diamètre; il y en a une espèce qui vient spécialement à la figure et qui offre un diamètre de trois ou quatre centimètres.

Pustules.

On nomme pustules une altération de la surface muqueuse de la peau ou corion, d'abord, qui s'étend ensuite dans l'épaisseur du tissu dermoïde, et à l'épiderme. Cette altération est de forme lenticulaire, elle offre généralement plus d'épaisseur, plus de densité que le corps de la peau; leur forme, leur couleur, leur aspect varient selon les régions du corps où on peut les remarquer, à la poitrine, au bras, à la figure surtout; ce sont de petits renflements de forme ronde, de couleur rouge cuivré ; dans le principe, l'engorgement du tissu réticulaire est peu de chose ; aussi la pustule est plate, l'épiderme est fendillé, elles peuvent rester ainsi longtemps stationnaires, des années même. Elles sont ordinairement en assez grand nombre.

Si les malades ne font pas de traitement, après un temps plus ou moins long, la secrétion sous-épidermique devient plus abondante, se dessèche et forme croûte ; si on n'y remédie, le tissu dermoïde se détruit, et sous ces croûtes, quand elles tombent, on observe des excavations profondes qui souvent s'étendent jusqu'au tissu cellulaire.

Lorsque ces pustules affectent le cuir chevelu, elles tombent promptement en suppuration. Elles forment des croûtes pointues, pyramidales ; quand il en existe beaucoup, elles se joignent par l'inflammation de la partie de la peau qui les sépare, et la sécrétion étant très-abondante, elles se dessèchent, se collent aux cheveux, forment de larges plaques croûteuses ; les cheveux se déracinent, et après guérison le malade est plus ou moins alopède.

Lorsque ces pustules se montrent sur des régions où la peau est toujours un peu humide, en partie à l'abri du contact de l'air, aux bourses, aux parties supérieures et internes des cuisses, au pourtour de l'anus, sur le gland, à la face interne du prépuce, elles sont plus larges, plus rouges, suintent promptement et ne tardent pas à dégénérer en ulcères.

Chez les jeunes enfants, elles sont d'un rouge vif, inflammatoire et en très-grand nombre. Elles s'étendent jusqu'à la face plantaire des pieds. Le contact des urines rend ces pustules très-douloureuses.

Lorsqu'elles se montrent aux parties génitales de la femme, elles sont larges, muqueuses, à fond rouge ou blanchâtre, et offrent l'apparence de larges exulcérations ; elles en diffèrent particulièrement par l'épaisseur plus ou moins considérable des tissus affectés. Ainsi une exulcération attaque peu le tissu dermoïde et encore moins le tissu celullaire sousjacent ; la pustule s'en distingue par le gonflement, par l'épaisseur du tissu dermoïde affecté, et très-souvent par l'altération du tissu celullaire sous-cutané. Aux parois buccales et aux faces internes des lèvres surtout. l'épiderme se détruit promptement, il y a presque immédiatement exulcération ; la surface est d'un rouge vif, quelquefois blanchâtre, l'épiderme paraît avoir été enlevé par un emporte-pièce ; c'est ce qu'on nomme dans le monde aphthes.

Ces symptômes de la syphilis caractérisent une infection profonde, chez les enfants surtout ; la moindre complication morbide devient mortelle chez eux.

Affection des bulbes des cheveux et de leur cavité bulbeuse.

L'affection des bulbes des cheveux peut être innée ; elle peut être aussi la conséquence d'une contagion ; la première appartient spécialement à l'enfance : son influence se caractérise pendant des années, elle peut même persévérer bien après la puberté. Cette affection, quand elle est innée, se manifeste avec défaut ou excès de suc nutritif des bulbes des cheveux Quand il y a défaut de nourriture, la conséquence est l'atrophie des cheveux ; quand il y a excès sans *cause virulente*, il y a multiplication, abondance de poil, et forte chevelure; quand il y a excès de sécrétion avec âcreté de sang, cet excès de sécrétion irrite les parois de la cavité bulbeuse, les pores des vaisseaux laissent transsuder une sérosité qui rend la tête sale, et quand elle est très-abondante, elle irrite, stimule, corrode les parties environnantes, la surface muqueuse dermoïde surtout, et *constitue la teigne*.

Le défaut de sécrétion du bulbe des cheveux ou son atrophie peut se rapporter à deux causes, la première à la misère ou défaut de nourriture, à l'étiolement; la seconde cause est due à l'origine de parents mal sains. Il peut être facile de remédier à la première par un bon régime, une bonne nourriture ; on ne peut remédier à la seconde que par un traitement dépuratif approprié à l'âge, au tempérament de l'enfant ; si ce traitement n'est pas ordonné, suivi, l'enfant aura toujours peu de cheveux : ils seront peu longs, soyeux, auront peu de corps ; ils seront constamment en petite quantité au sommet de la tête, surtout si leur couleur est blonde ou châtain.

Lorsque l'affection du bulbe des cheveux est le résultat d'une contagion, il y a toujours défaut de nutrition, et par conséquent atrophie : elle peut se manifester plus ou moins longtemps après cette contagion ; le virus agit sur le bulbe d'une manière tellement destructive, que dans beaucoup de cas il détruit plus ou moins la matière colorante des cheveux, et toujours, constamment, il en empêche la nutrition ; le cheveu prend une teinte moins foncée, moins colorée, il cesse de croître, il finit par tomber frappé de mort à son insertion ou dans la cavité bulbeuse. Je dis la cavité bulbeuse, par la raison que c'est là où est le siége du mal ; cela est tellement réel, que quand elle se trouve par trop affectée, le bulbe se détruit et l'individu reste alopède pour sa vie, sans aucun moyen d'y remédier, quel que soit son âge.

L'alopécie est le plus ordinairement incomplète ; elle est bien plus fréquente qu'on ne pense : on n'y fait attention que quand elle est considérable ; elle peut avoir lieu partout où il y a des poils ou cheveux. C'est presque toujours au sommet de la tête et à la partie extérieure du cuir chevelu qu'on l'observe le plus généralement ; tant que le bulbe n'est pas détruit, on peut y remédier très-facilement et faire repousser les cheveux.

Teigne.

Les teignes diffèrent des dartres en ce que le bulbe des cheveux est presque constamment malade *primitivement*, et que le tissu muqueux dermoïde, l'épi-

derme et le derme, ne le sont que consécutivement.
Après cette explication si simple, si facile à constater,
je demande à quoi peuvent servir et quelle est l'utilité
de toutes ces divisions et subdivisions des auteurs. A
commencer par Guy de Chauliac et Ambroise Paré,
jusqu'aux auteurs vivants, tous ont des désignations
différentes, des mots différents pour qualifier une
même maladie.

La teigne est une affection morbifique, qui a pour
principe une âcreté de sang; sa cause est innée. *Les
teignes ne sont pas contagieuses* : la malpropreté, un
mauvais régime, une localité malsaine favorisent au
plus haut degré leur développement; on peut les ré-
duire à trois espèces : teigne sèche, teigne humide
ou croûteuse, et teigne ulcérée.

La teigne sèche consiste en squames plus ou moins
larges, plus ou moins épaisses. Souvent tout le cuir *Teigne sèche*
chevelu en est recouvert, la peau est blanche, toute
la tête est farineuse, les cheveux sont remplis de petites squames; quelquefois ces squames se détachent
en plaques plus larges, de la dimension du gros son
de farine. Cette maladie, négligée, fait tomber les
cheveux et finit par détruire jusqu'au bulbe. On peut
la confondre facilement avec les dartres farineuses;
elle en diffère en ce que le bulbe des cheveux est tellement affecté, que l'enfant reste sans cheveux, pour
peu que cette maladie ait de durée.

La teigne humide diffère parfaitement de la précé- *Teigne humide*
dente en ce qu'elle est ordinairement concentrée, *ou croûteuse.*

que le tissu muqueux dermoïde fournit abondamment une sécrétion albumineuse qui se dessèche facilement. Cette croûte séchée, adhérente aux cheveux, ne peut que difficilement se soulever ; alors, la sécrétion devenant toujours plus abondante, se dessèche forcément autour du point primitif, l'entoure, l'enveloppe sans pouvoir le recouvrir entièrement, et donne à cette sécrétion, ainsi desséchée, un aspect un peu infundibuliforme. Plusieurs points de la tête peuvent être affectés ; alors, ces plaques se rejoignent et finissent par former une calotte qui peut recouvrir une grande partie du cuir chevelu. Ce n'est pas sans raison que cette maladie était si redoutée autrefois ; le seul moyen rationnel de guérison qu'on possédait consistait à arracher tous les cheveux, opération atroce, qui se faisait par un vaste emplâtre agglutinatif qui recouvrait toute la tête. La meilleure preuve qu'on puisse donner que, dans la teigne, le mal est particulièrement concentré au bulbe des cheveux, c'est que souvent, quand cette maladie a duré longtemps, les cheveux ne repoussent plus : c'est ce qu'on observe fréquemment dans les centres des parties attaquées. Quoique ce genre d'affection se fixe particulièrement à la tête, on l'observe quelquefois, mais rarement, sur diverses parties du corps, à la poitrine et aux extrémités, mais en petite quantité. Aujourd'hui, le traitement de cette maladie est doux, facile et constamment certain.

Lorsque la teigne humide ou croûteuse n'est pas

soignée, qu'elle a duré des mois, des années, cette Teigne
ulcérée.
maladie affaiblit, détériore le sujet. Cet affaiblissement augmente et développe considérablement cette
affection, comme nous l'avons déjà dit ci-dessus; il
résulte que sous ces larges croûtes, la sécrétion devient purulente, acquiert une qualité corrosive, et
la difficulté qu'elle trouve à sortir de dessous cette
enveloppe croûteuse fait que la peau se ronge, se
corrode, se détruit, une fièvre lente se déclare, et
l'enfant, sans mourir de la teigne positivement, suc-
combe à la moindre complication.

Les teignes peuvent parfaitement bien guérir, quel
que soit leur développement, quelle que soit leur
ancienneté. Je le répète, elles ne sont pas contagieuses, et elles sont toujours la conséquence d'un sang
vicié, soit du père, soit de la mère, soit de la nourrice, et, si beaucoup de médecins éprouvent de
grandes difficultés à les guérir, cela tient à ce qu'ils
ne prennent pas en considération la cause innée des
teignes.

Affections du tissu dermoïde.

On doit entendre par tubercules syphilitiques les
indurations de la peau sans aucun changement de Tubercule
syphilitique.
couleur. Cet engorgement, bien distinct de ceux
sous-cutanés, varie par sa grosseur, qui est du volume d'un pois, à celui d'une noisette. Il est ordinai-

rement de forme ronde ou ovoïde, aplatie, presque
sans douleur. Les points indurés sont généralement
en petite quantité. On les observe sur toutes les parties du corps, au front et au cuir chevelu, ils sont
aplatis et beaucoup plus larges qu'ailleurs. Le tissu
dermoïde est bien évidemment seul affecté, tant qu'il
n'y a pas de rougeur à la peau; rien n'est plus facile
à observer, à constater. Ces tubercules ne peuvent
rester longtemps à l'état latent. Le plus ordinairement, si on ne subit un traitement rationnel, ils s'enflamment, suppurent et se terminent par un véritable ulcère vénérien, à fond grisâtre, à bords taillés
à piques ou en biseau; le pus, en se desséchant, forme
des croûtes verdâtres, très-épaisses et se détachent
difficilement; la cicatrice offre longtemps une tache
brune.

Dartres.

On a beaucoup discuté, beaucoup écrit sur les dartres. Depuis un demi-siècle surtout, l'échafaudage
scientifique que chacun s'est forcé d'établir en pre-
nant pour des genres caractéristiques, des nuances
presque imperceptibles, rend toutes ces théories
d'autant plus confuses, que presque toutes diffèrent
les unes des autres; on a voulu localiser les dartres, on a voulu en faire des maladies spéciales : c'est
une grande et une grave erreur. Une dartre n'est pas
une maladie par elle-même, mais bien un symptôme

de maladie, symptôme qui indique chez le malade l'existence d'une cachexie particulière, tenant à un principe morbide, ou à une âcreté de sang spéciale, venant directement ou indirectement d'une syphilis. Cette cachexie peut traverser plusieurs générations, elle peut être rendue plus manifeste, plus active par une nouvelle contagion, ou par la fréquentation habituelle d'une personne dartreuse ; chez quelqu'un doué d'un tempérament fort, robuste, ce principe peut exister à l'état latent pendant bien des années ; mais, pour être caché, il n'en existe pas moins ; sa réapparition peut être déterminée, soit par l'affaiblissement qui est le résultat de l'âge, soit par une cause débilitante quelconque, et *sans être apparent, ce principe n'en est pas moins transmissible par voie de génération.*

Tant qu'une cachexie dartreuse ne se caractérise pas sur la surface cutanée, elle peut être susceptible de devenir cause occasionnelle ou déterminante, de maladies organiques qui deviennent mortelles, si le médecin ne devine pas ce principe dartreux. L'existence de ce principe, de cette cachexie dartreuse, est tellement réelle, que tous les médecins, sans exception, admettent la répercussion des dartres et les suites funestes qui peuvent en être la conséquence. Quelle que soit la nature de cet agent, son existence est irrécusable, il peut affecter tous nos tissus, mais à un moindre degré que la syphilis, de laquelle il n'est qu'une conséquence, une dégénérescence, et avec laquelle, dans bien des cas, il a beaucoup de rapport.

Il se manifeste sur le système dermoïde, par une altération avec desquamation de l'épiderme occasionnée par une diminution, ou par la cessation momentanée de la sécrétion de la muqueuse dermoïde (dartre squameuse sèche) ; 2° par une altération de l'épiderme, avec excès de sécrétion *séreuse* de la muqueuse dermoïde (dartre squameuse humide) ; 3° par une altération de l'épiderme, et une surabondance de sécrétion *albumineuse* de la muqueuse dermoïde (dartre croûteuse) ; 4° par une altération de l'épiderme, de la muqueuse dermoïde et d'une partie restreinte concentrée du derme (dartre boutonnée ou granulée) ; 5° par une destruction de l'épiderme de la muqueuse dermoïde et du derme (dartre ulcérée rongeante, serpigineuse).

Cette manière simple d'envisager les affections cutanées dartreuses indique mieux leur nature, leur degré, ainsi que le traitement nécessaire ; c'est cet ordre que nous allons suivre dans la description suivante.

L'altération de l'épiderme peut avoir lieu par la diminution ou la cessation momentanée de la sécrétion de la muqueuse dermoïde ; l'épiderme devient sec, dur et se détache de la peau par petites plaques ou squames plus ou moins larges ; quelquefois ces squames paraissent comme pulvérulentes ; c'est ce caractère qui a fait nommer cette dartre, dartre farineuse. La desquamation de l'épiderme, survenant après une maladie grave ou après un amaigrissement rapide, ne constitue pas un symptôme morbifique; celui-ci arrive sans cause apparente, la peau devient sèche, rugueuse, quelquefois les écailles épidermiques semblent se relever, et donnent une espèce de sentiment de gêne, il y a diminution dans la perception du toucher. La couleur de la peau est terne, cet état peut durer des années sans changement de caractère. Chez les enfants cette dartre est susceptible de se compliquer d'une légère irritation de la peau, qui, au lieu d'être décolorée, terne, est un peu rosée; la sensibilité dans cette circonstance, au lieu d'être diminuée, est un peu exaltée.

Dartre squameuse humide.

Lorsque la sécrétion muqueuse dermoïde est plus séreuse qu'albumineuse et qu'elle est en excès d'une manière uniforme dans une étendue plus ou moins considérable de la peau, il n'y a pas ici vésicule, phlyctène, mais bien une transsudation à travers les petites écailles de l'épiderme, transsudation qui les ramollit et les rend humides; cette sécrétion est ordinairement plus séreuse que visqueuse, et si abondante à la tête, chez les enfants, qu'elle mouille des linges, la peau change peu de couleur, mais aux cuisses, derrière les oreilles, au pourtour de l'anus, aux aisselles, elle devient rouge et sensible. Cette affection est susceptible de s'accompagner dans diverses régions d'un excès de sécrétion des glandes sébacées ; alors il y a une odeur forte et repoussante.

L'existence de cette dartre est souvent le thermomètre de la santé chez les enfants, particulièrement pour les bons parents, qui craignent avant tout sa guérison.

Dartre croûteuse.

Un simple changement dans la sécrétion de la muqueuse dermoïde, suffit pour donner un caractère nouveau à la dartre squameuse humide, si la secrétion, au lieu d'être plus séreuse que visqueuse, devient plus visqueuse que séreuse, plus albumineuse ; il résulte que cette sécrétion, aussitôt qu'elle se trouve au contact de l'air, la partie séreuse se vaporise et la partie visqueuse ou albumineuse se desséche et forme croûte. Ce caractère constitue les dartres croûteuses ; elle attaque de préférence les adultes, l'âge mûr, la vieillesse ; elle se manifeste de diverses manières, selon le siége, selon la région affectée. A la figure, ces croûtes sont ordinairement peu épaisses, elles apparaissent sous forme de larges et fortes squames. La peau environnante forme une auréole rougeâtre ; si dans cet état cette dartre est abandonnée à elle même, ces squames deviennent très-épaisses, dures, jaunes, quelquefois un peu verdâtres, à surface un peu irrégulière, comme granulées ;

au dos, à la poitrine, ces plaques croûteuses sont ordinairement très-épaisses, la peau environnante est peu
ou pas enflammée, le tissu dermoïde même ne paraît
pas affecté ; le même caractère existe pour les bras et
pour les cuisses ; aux jambes ce caractère change,
ces croûtes sont le plus fréquemment sous forme de
squames très-larges, épaisses et très-adhérentes au
tissu dermoïde qui est épais, double de volume ; souvent les croûtes sont peu épaisses, humides, le derme
enflammé et les tissus sous-jacents très-engorgés ; le
mal peut s'étendre à presque toute la jambe, excepté
la face plantaire du pied qui est rarement malade ;
quelquefois l'épiderme paraît presque uniformément affecté et se fendille partout ; si l'inflammation
est un peu forte, il y a sécrétion de beaucoup de sérosité par ces crevasses ; l'inflammation passée, les
squames enlevées montrent un épiderme nouveau et
ne laissent voir aucune altération du derme. Cette
description de la dartre croûteuse n'est convenable
que tant que la surface de la peau paraît uniformément affectée, mais il peut arriver que l'irritation
dartreuse n'affecte que très-irrégulièrement la peau ;
souvent ce sont de petits renflements très-circonscrits   Dartres
(boutons), presque toujours rouges, de forme demi-   boutonneuses.
sphérique ou conique, et offrant assez constam-
ment au sommet, après un certain laps de temps
d'existence, un petit point de suppuration. Ils sont dis-
séminés à la figure où ils se présentent fréquemment.
Quand ils se rapprochent, qu'ils sont nombreux, la

peau qui les sépare peut devenir rose ou rouge ; quand ils durent longtemps et qu'ils suppurent, la sécrétion dermoïde devient ichoreuse, et détruit un peu le derme ; après leur guérison, apparaît à leur place une petite cicatrice renfoncée, qui dénote une perte de substance. A la face dorsale des mains, ces petits renflements ou boutons sont infiniment petits, nombreux et rapprochés. La peau est plus épaisse, toute sa surface paraît irritée, l'épiderme paraît comme soulevé, il se fendille partout et la sécrétion est parfois si abondante que toute la surface affectée se couvre de toutes petites goutelettes de sérosité qui paraissent sortir du sommet de chaque petit bouton. L'inflammation passée, la face dorsale de la main paraît toute granulée. Cette forme de dartre s'offre quelquefois aux jambes, rarement sur d'autres parties du corps.

Dartres boutonneuses granulées.

Dartres serpigineuses.

Il peut arriver que l'irritation dartreuse de la muqueuse dermoïde, au lieu de se manifester d'une manière très-concentrée, pointillée, se montre par petites plaques, de forme circulaire et *primitivement* d'apparence pustuleuse. La sécrétion peut être très-peu en excès ; les croûtes alors deviennent comme parcheminées, un peu épaisses au centre, très minces sur les bords, de couleur jaunâtre quand il y a un peu d'irritation du derme, et nacrées lorsqu'il n'y a pas d'irritation ; ces croûtes sont plus épaisses aux coudes et aux genoux ; dans cette nature de dartres, un point d'irritation en appelle constamment un autre qui se fixe près de celui existant, le touche presque toujours. Ces points d'irritation peuvent se multiplier beaucoup, ils s'offrent généralement par groupes et peuvent se montrer sur toute la surface cutanée. Ces groupes sont composés de points d'irritation, qui se placent à la suite les uns des autres d'une manière plus ou moins irrégulière, leur donnent une forme, un aspect ondulé qui les a fait appeler dartres serpigineuses. La dartre serpigineuse sans inflammation peut rester longtemps sans faire trop de progrès, sans trop se multiplier, surtout chez un tempérament lymphatique ; mais il peut arriver que par une surexcitation quelconque plusieurs points peuvent s'enflammer, s'irriter : ils deviennent rouges, douloureux, et offrent de légères exulcérations ; ce surcroît de symptômes peut durer longtemps ; mais si le malade ne se fait pas traiter, c'est souvent le commencement de la dartre ulcérée.

Les dartres serpigineuses offrent deux degrés bien distincts : le premier, celui que nous venons de décrire, dans lequel on ne remarque qu'un peu d'engorgement du derme, sans autre altération de ce tissu, et le second celui avec ulcération. L'ulcération de la peau a lieu encore par un changement de nature de la sécrétion de la muqueuse dermoïde ; cette sécrétion cessant d'être albumineuse acquiert une propriété ichoreuse, corrosive. Il est essentiel d'en distinguer trois espèces : la première provenant de ces larges croûtes dartreuses, ou celles qui se forment sous de larges squames; la seconde, celles qui sont la conséquence de dartres serpigineuses, et la troisième, celles qu'on peut appeler à juste titre rougeâtres. L'ulcération qui vient sous ces larges croûtes ou squames dartreuses est une preuve que le malade n'est pas, ou est mal soigné, car rien n'est plus facile que de le guérir. Les ulcérations qui surviennent, qui se forment sous les croûtes d'une dartre serpigineuse, offrent beaucoup plus de difficultés pour le traitement, elles dénotent un sang plus âcre, plus vicié, une plus profonde contagion. La manière dont elles se guérissent est aussi bizarre que la manière dont ces dartres serpigineuses s'établissent. Un point ulcéré se cicatrise, un autre se reforme un peu plus loin, et se pose toujours irrégulièrement, de manière que cette forme ondulée peut ainsi changer de place graduellement, et parcourir ou labourer une étendue de peau assez considérable. D'autres fois c'est l'ulcère dartreux simple qui prend le caractère serpigineux; un point de cicatrisation se forme au centre de l'ulcère, il s'étend irrégulièrement pendant que les bords se rongent et s'agrandissent avec autant d'irrégularité, la forme de l'ulcère devient forcément serpigineuse; ces ulcères offrent des bords élevés, durs, qui leur donnent en apparence des profondeurs considérables. Beaucoup ont le caractère syphilitique, rougeur cuivreuse des bords, qui sont taillés à pic, fond grisâtre de l'ulcère…. Ce caractère syphilitique indique d'une manière caractéristique que la contagion est un fait propre du malade.

L'ulcère rongeant survient chez des personnes dont le sang est profondément vicié, chez lesquelles la moindre sécrétion purulente devient ichoreuse, chez lesquelles la diathèse syphilitique, sans être dans la plupart des cas très-apparente, existe à un degré presque irrémédiable, en ce que tous les organes toutes les parties du corps, fluides et solides, en sont comme imprégnées.

La dartre ulcérée rongeante, quand on la laisse parvenir à un haut degré de destruction est la maladie cutanée la plus affreuse qu'il soit possible d'imaginer. Elle affecte spécialement la figure, elle ronge, elle détruit toutes les régions qu'elle attaque; la peau, les muscles, les cartilages, tout disparaît, les os seuls l'arrêtent, en détruisant les paupières, elle attaque les yeux qui s'affaissent et disparaissent; les lèvres, le nez, les oreilles, tout ce qui est entrepris est corrodé, rongé, détruit. La figure la plus belle devient hideuse, repoussante même pour les malades.

La dartre ulcérée rongeante peut s'établir primitivement sans l'existence préalable des symptômes dartreux, et ce qu'il y a de bien remarquable dans ce cas, c'est la manière insidieuse, bénigne, insignifiante avec laquelle elle débute. Une toute petite tumeur, un peu d'engorgement se manifeste sur un point quel-

conque de la peau, une légère démangeaison survient,
elle porte involontairement à se frictionner ; ces frictions occasionnent de l'irritation, la peau devient
rouge, luisante, l'engorgement augmente, s'étend, la
démangeaison devient plus forte, la peau acquiert
une teinte rouge plus foncée, au centre de la tumeur
elle devient blanche, jaunâtre ; une petite vésicule s'y
forme, se remplit, et se rompt en laissant échapper
une sérosité corrosive, âcre, rongeante : l'ulcère est
formé, tout cela a lieu avec peu ou point de douleurs. Il n'existe seulement qu'un sentiment de gêne.
La sérosité se dessèche et forme une petite croûte verdâtre qui recouvre le point ulcéré, celui-ci s'étend,
s'agrandit insensiblement, toujours presque sans douleur. Le plus ordinairement il se forme d'autres
points d'ulcération soit au coin du premier, soit ailleurs ; ils offrent le même caractère, le même mode
de développement, et suivent la même marche ; ces
ulcères se creusent, s'agrandissent, souvent se rejoignent et rongent, détruisent tout jusqu'au os.
Ceux-ci se nécrosent, meurent ; un affaiblissement général a lieu, une fièvre lente se déclare, les facultés s'é-
puisent et le malade attend avec résignation et en-
visage avec indifférence la mort, qui seule peut mettre
un terme à ses souffrances, à une aussi affreuse existence. Cette horrible maladie ne marche pas toujours
ainsi et avec autant de rapidité : chez les sujets scrophuleux, elle est plus lente, elle borne ses ravages à
la peau ; elle existe ainsi des années, elle guérit

comme nous l'avons dit d'un côté pour s'agrandir de l'autre.

Végétations.

Les végétations sont des produits anormaux du tissu dermoïde. Les unes affectent la peau dans toute son épaisseur, les autres sont le résultat d'une maladie des follicules cutanés muqueux; seulement leur forme, leur couleur varient selon leur siége : celles qui sont exposées à l'air sont plus ordinairement blanches, de la couleur de la peau, recouvertes d'un épiderme sec; elles n'offrent presque jamais ni suintement, ni suppuration. Leur intérieur est composé d'un tissu cellulaire très-serré, dense, et parcouru par un très-petit nombre de vaisseaux sanguins. Ces tumeurs sont peu sensibles et sont douées de peu de forces vitales.

Lorsque ces excroissances sont situées à l'anus, elles tiennent le milieu, pour leur dureté, entre la chair et le cartilage. Ces tumeurs d'une carnosité spongieuse, sont le plus ordinairement de forme irrégulière et s'appellent condylomes. Lorsqu'elles sont le résultat d'une irritation concentrée, soit à l'anus ou au raphé, alors la partie affectée prend une forme allongée, s'engorge, se durcit, et l'état naturellement plissé de la peau au pourtour de l'anus fait prendre à ce gonflement une forme semi-elliptique qui, à son bord libre, est très-mince et se termine dans presque toute son étendue en arête, tandis que la portion adhérente à la peau forme une épaisseur d'une demi-ligne à une ligne, selon le volume de cette excroissance, ce qui la fait ressembler à une crète de coq.

Celles qui ne sont pas exposées à l'air libre sont formées d'un tissu serré, quelquefois très-mou, toujours très-vasculaire et laissant échapper de leur surface un suintement qui varie en odeur et en couleur selon la cause de l'excroissance. Ces végétations sont presque toutes d'un rouge vif, larges, plates et peu granulées. Quand elles occupent la surface du gland, elles sont également dures, très-allongées et peu élevées; à la base du gland et au frein de la verge, à la face intérieure du prépuce, elles sont le plus ordinairement pédiculées, et offrent dans cette partie une grande tendance à se multiplier, à se développer. Ce développement a lieu à partir du point d'insertion par des branches qui partent d'un centre et qui s'irradient et se multiplient en tous sens et à l'infini; ce mode d'accroissement les fait ressembler très-bien tantôt à un chou-fleur, ou à une fraise, ou à une framboise. Ces dernières sont rares. Lorsqu'il n'y a pas d'irradiation, elles ont une forme allongée, de grosseur uniforme, de la base au sommet, qui les fait ressembler au poireau. Chez les femmes, elles peuvent exister en très-grand nombre, leur siége est aux petites lèvres et à la face interne des grandes lèvres, au pourtour et à l'entrée de la vulve, rarement au col de la matrice. La surface de la plupart est granulée, un peu rugueuse; une sécrétion mucose, purulente, suinte à leur surface. Cette sécrétion a une odeur forte *sui generis*. Cette espèce est très-contagieuse.

On a beaucoup écrit et discuté sur la nature contagieuse ou non contagieuse des excroissances. Cette confusion vient de ce que généralement on les a considérées toutes sous un même point de vue, sans faire entre elles aucune distinction : celles d'une nature fibreuse, dense, serrée, recouvertes d'une épiderme blanc, et situées à l'air libre, ne sont nullement contagieuses, mais elles sont le produit d'une contagion ; elles peuvent être considérées comme symptômes secondaires et ne se montrent que chez des individus qui ont été très-malades et dont le traitement a été imparfait. Lorsqu'elles ne sont pas la conséquence d'une contagion contractée par le malade, leur cause est innée et l'individu est né de parents malsains.

La résistance de ces excroissances à un traitement rationnel, ne détruit pas ce que je viens d'avancer. Ce traitement empêche la formation de nouvelles tumeurs, mais sera sans action ou presque sans action sur ces excroissances dures, semi-cartilagineuses et presque sans vie ou force vitale. Le caustique ou l'instrument tranchant sont des moyens qu'on doit mettre en usage et qui doivent couronner le traitement.

Il n'en est pas de même pour la plupart des excroissances non exposées à l'air libre. Celles-ci, étant presque constamment rouges, offrent généralement un tissu moins dur et parcouru par un grand nombre de vaisseaux sanguins, offrent une surface sécrétant une sérosité muqueuse, purulente, presque toujours contagieuse, et produisant rapidement, soit un écoulement, soit un chancre, soit des *excroissances de même nature* ; car celles-ci peuvent être symptômes primitifs, et on les observe souvent chez des individus jeunes, nés de parents sains, et n'ayant jamais eu de maladie vénérienne. Ce sont des excroissances de cette nature qui, situées au col de la matrice, ne se découvrent qu'à l'aide du spéculum chez les femmes qui, sans symptômes apparents aux parties génitales externes, sans avoir un écoulement abondant, communiquent cependant du mal aux personnes qui les voient surtout pour une première fois.

Parmi les causes morbifiques internes de l'altération des ongles, la syphilis est regardée comme la plus fréquente, la plus générale. Cette maladie se caractérise de plusieurs manières : souvent c'est une inflammation de la racine de l'ongle qui se termine par un petit abcès, après avoir détruit la matrice ou la racine de celui-ci ; l'ongle est alors frappé de mort, il faut qu'il tombe, ce qui ne se fait qu'après un temps plus ou moins long. Un autre repousse dessous, mais il est difforme, rugueux, inégal ; il y a presque toujours altération de plusieurs ongles à la fois.

Un autre mode d'altération occasionné par le virus syphilitique, mais bien plus rare, est une espèce de dessèchement, *de friabilité* de l'ongle ; ils se cassent

même sous les ciseaux en les coupant ; quelquefois
la matrice de l'ongle est imparfaitement détruite ;
alors, on les voit pousser de travers et se recourber :
dans ce cas, les ongles qui repoussent sont toujours
plus ou moins difformes.

DOULEURS VÉNÉRIENNES.

Il résulte assez fréquemment d'une maladie vénérienne négligée ou mal soignée des douleurs qui offrent un caractère tout particulier. Ces douleurs n'ont
pas d'époque fixe pour leur apparition : elles peuvent
survenir, immédiatement après un traitement anti-
vénérien infructueux. On a cependant l'habitude de
ne les observer que cinq, dix, quinze et quelquefois
vingt ans après la maladie primitive ; leur présence
est la conséquence de l'affaiblissement du tempérament par des excès, ou par l'âge ; elles surviennent
aussi à la suite de chagrins ou d'affections morales
vives.

Ces douleurs offrent bien des degrés. Étant la suite
et la conséquence d'une infection syphilitique complète, elles ont un caractère qui leur est propre :
elles commencent d'abord par simuler une courbature
générale ; on éprouve une faiblesse plus ou moins
grande dans les membres, il survient, sans cause appréciable, un découragement, un accablement qui
étonnent, qui surprennent et rendent triste. Cette
tristesse donne moins d'aptitude, rend moins actif

pour le travail; on néglige ses occupations, ses affai-
res, sans se rendre positivement raison d'une aussi
étrange situation. Cet état peut durer plus ou moins
longtemps à un degré plus ou moins prononcé. Chez
quelques personnes, cette mauvaise disposition peut
exister des années. Cet état vague de souffrance, de
malaise, sans cause connue, apparente, finit par se
compliquer de douleurs vives, aiguës, qui graduellement deviennent intolérables. Le jour, le malade est
toujours assez calme, mais le soir, aussitôt qu'il est
couché, ses douleurs deviennent sourdes, profondes,
donnent des élancements qui souvent sont tels que le
malade ne peut dormir; il ne peut endurer la chaleur du lit ; l'heure du repos est pour lui l'heure des
souffrances. Ces douleurs peuvent siéger dans plusieurs
parties de notre corps : on les observe le plus commu-
nément sur les parties correspondant à la face antérieure du tibia, au crâne, moins souvent aux clavicules,
au sternum, aux omoplates, et plus rarement encore
dans l'épaisseur d'un membre. Le siége spécial de ces
Périostose. douleurs réside dans l'inflammation syphilitique d'une
membrane fibreuse qui enveloppe tous les os en général; c'est elle qui est le plus particulièrement affectée.
Si l'inflammation est locale, et n'occupe qu'un seul
point, il y a un léger gonflement, toujours un peu
dépressible sous les doigts. Ce gonflement, cet empâtement, qui s'accompagne toujours d'une grande sensibilité au moindre contact, est susceptible, par les
progrés de la maladie, de prendre dans un de ses

points une augmentation de volume de forme ovoïde ou demi-sphérique. L'envahissement du mal continuant, cette tumeur peut tomber en suppuration et carier l'os correspondant.

L'inflammation syphilitique peut exister sur toute la surface de l'os; alors, la portion de peau qui, dans l'état sain, est presque collée immédiatement au périoste, offre entre elle et ce dernier une espèce de léger gonflement œdémateux, dépressible sous le doigt, mais offrant moins de douleurs que si l'inflammation était concentrée.

Des douleurs vénériennes peuvent se caractériser dans l'épaisseur des membres, sans aucune altération apparente de tissu osseux ou fibreux. Les mouvements deviennent alors difficiles ou impossibles. D'autres fois, elles se fixent sur un organe quelconque et simulent une affection entièrement étrangère à celle qui existe; c'est ainsi que j'ai vu un homme se plaindre de douleurs si fortes aux testicules, que souvent elles lui arrachaient des cris. Traitées pendant longtemps pour une névralgie, elles ne se calmèrent et ne disparurent que par un traitement anti-vénérien de trois mois.

Lorsqu'elles se fixent à l'estomac, elles simulent soit une gastrite, soit une gastralgie. Le malade se plaint toujours de son estomac : c'est à ce viscère que toutes ses idées se rapportent pour exprimer la sensation douloureuse qu'il y éprouve, et cependant peu de personnes le comprennent, car il mange bien, digère bien ; mais il mange toujours avec crainte, fait nombre de remèdes et se débarrasse enfin, par un traitement anti-vénérien, de ses anciens et douloureux symptômes. Ce même genre de douleurs peut se fixer au foie ; alors, une tristesse continue, des pensées moroses, sinistres s'emparent du malade, son teint devient un peu jaunâtre, son corps le plus ordinairement maigrit, il mange irrégulièrement. Cette situation, qui peut durer bien des années, et qui n'est bien sentie, appréciée que par le malade, influe sur toutes ses actions en général, et peut quelquefois leur imprimer un caractère de rigorisme et même de cruauté ; souvent on l'appelle malade imaginaire, hypocondriaque.

Si ces douleurs affectent les reins, le malade se plaint, il est traité pour des coliques néphrétiques. Si c'est à la vessie, il s'inquiète, s'alarme, croit avoir la pierre, se fait sonder, et l'absence même des calculs ne le rassure pas entièrement. Si elles s'emparent des articulations, toutes ces douleurs ressemblent si bien aux rhumatismes, que rien n'est plus ordinaire que de les confondre.

Si, après avoir consulté un médecin, le malade se soumet à un nouveau traitement, et que ce dernier soit encore incomplet, mais qu'il ait été cependant assez actif pour diminuer ou faire disparaître simplement le gonflement œdémateux et les douleurs dont j'ai déjà parlé, alors il pourra bien être calmé pendant quelque temps ; mais du défaut d'action du médicament, il résulte non-seulement, après une

époque peu éloignée, la réapparition de tous les symptômes, mais aussi l'affection réelle des os qui, à leur
tour, se gonflent dans un point plus ou moins concentré : la grosseur est plus forte, plus dure que dans
la périostose ; les douleurs, quoique aussi fortes, sont
plus constantes, plus uniformes ; il y a une plus
grande difficulté de marcher dans la période inflammatoire. Très-souvent, à la suite d'un traitement,
cette grosseur, ce gonflement de l'os, persévèrent ;
alors il n'y a plus de douleur, même au toucher ; il
n'existe aucun sentiment de gêne, il y a *éburnation*
de l'os. Cependant, si le traitement a été complet, le
gonflement doit disparaître longuement, il est vrai,
mais totalement. S'il persiste, le traitement aura été
encore insuffisant et les symptômes reparaîtront. En
général, tous soins imparfaits mettent les malades
sous l'influence d'une foule de symptômes nouveaux ;
toute l'économie animale participe de l'infection vénérienne devenue générale. C'est alors que se manifestent tous ces cas douteux de syphilis, qu'on nomme
larvés, véritable labyrinthe où toutes les idées médicales se croisent, se confondent, où tout est faux sous
l'aspect cependant le plus réel qu'on puisse imaginer.

Ces douleurs, ces périostoses qu'on croyait disparues pour toujours, ne tardent pas à se caractériser
de nouveau, et reviennent plus fortes, plus intenses
à la moindre variation, à la moindre intempérie atmosphérique. Quand elles ont leur siége au crâne,
elles simulent très-bien ce qu'on appelle *migraine*.

Aux articulations, on les qualifie de douleurs rhumatismales ou *goutteuses*, ou de *rhumatismes goutteux*.

Si le moindre coup, une percussion légère, mais directe, a lieu sur un des os situés superficiellement, il en résulte, non-seulement une inflammation du périoste, mais aussi une vraie inflammation du tissu osseux ; les douleurs sont profondes, presque constantes. Pour certains os, il peut y avoir ramollissement de la partie affectée, et si c'est, par exemple, un des os du bras, le radius ou le cubitus, alors le bras peut se dévier, se courber un peu. J'ai soigné un homme, âgé de trente-cinq ans, qui, après avoir subi quatre traitements infructueux, avait une exostose de l'arcade sourcillière gauche. Le gonflement gênait tellement les mouvements des paupières et de l'œil, que le malade commençait à ne plus voir de ce côté. Un autre avait des gonflements osseux sur le front et sur diverses autres parties du crâne. Ils n'étaient sensibles qu'au toucher : chez lui les maux de tête étaient insupportables ; la maladie inconnue fit des progrès, plusieurs os commençaient à offrir des points de carie. S'étant présenté à moi dans cet état, son traitement a duré quatre mois : depuis six ans il était malade.

Ce degré d'affection osseuse est un symptôme grave de la syphilis, en ce qu'il prouve l'altération profonde de l'économie animale ; il n'est pas, comme beaucoup d'auteurs l'ont avancé, la suite d'un traitement mercuriel. C'est la maladie primitive, qui, parvenue à ce haut degré, après avoir été traitée par des méthodes antiphlogistiques, ou après l'administration d'un traitement mercuriel sans discernement, à trop hautes doses, ou encore résultant de préparations mercurielles, qui ne convenaient nullement au tempérament du malade, et en général à un traitement mal coordonné et mal suivi. C'est dans des cas semblables, que la médecine doit employer toutes ses ressources, qu'elle exige, de la part du praticien, beaucoup de tact, des connaissances spéciales, et une longue expérience; en général toute altération osseuse compromet toujours gravement l'existence en ce qu'elle altère et détériore la constitution du malade, le rend faible et susceptible de contracter une foule de maladies dont il devient souvent victime.

Cancer.

Le cancer est la plus affreuse, la plus terrible maladie qui puisse affecter l'espèce humaine; ainsi que la dartre ulcérée rongeante, il détruit toutes les parties qu'il attaque, rien ne peut lui résister, il ronge tout; les os mêmes, lorsqu'ils sont atteints, sont frappés de mort. La dartre serpigineuse rongeante marche un peu moins vite et, comme nous l'avons dit plus haut, sans des douleurs proportionnées au ravage du mal.

Le cancer s'accompagne de douleurs atroces, vives, aiguës; des élancements semblables à ceux que procure un instrument pointu, acéré, surprennent le malade, le font tressaillir, lui arrachent des cris de souffrance; cette maladie est affreuse en ce qu'une fois établie il faut mourir. Chacun le sait; le malade ne peut sous ce rapport se faire la moindre illusion; pour lui aucune espérance, la mort est là, il ne peut la fuir, la résignation n'est même pas possible, car il faut souffrir, et ce genre de douleurs n'admet pas de stoïcisme. Au sein surtout il n'est aucun supplice qui puisse lui être comparé, pas même celui des Romains par le vautour. Une plaie de forme et d'aspect hideux, qu'on peut comparer au crustacé dont le cancer tire son nom, fait chaque jour des progrès effrayants; des parties, saines la veille, sont détruites le lendemain; tous les jours vous voyez votre ennemi vous ronger, vous dévorer; la mort seule l'arrête.

Avant que le cancer soit parvenu à ce degré de destruction, il a parcouru bien des phases, il a offert des formes, des aspects bien divers; ce sont ces formes, ces aspects susceptibles de tant de variétés, non seulement selon le degré de la maladie, mais aussi selon les divers tempéraments affectés qui ont mis tant d'auteurs en opposition pour la description et pour la dénomination de cette maladie. Comme toujours on a pris des formes, des aspects divers, pour autant de maladies; ce qui le prouve, ce sont les noms si variés dont on s'est servi pour les désigner, tels que : *cancer, carcinosie, carcinome, carcine, cancer encéphaloïde, squirre ulcéré, fungus hématode, cancer cérébriforme.* . . . .

L'existence du cancer exige préalablement chez l'individu une prédisposition spéciale, une cachexie morbide, qui fait que chez lui une cause qui se trouve être déterminante est sans résultat, sans action pour une autre personne chez qui cette prédisposition n'existe pas. Cette prédisposition, cette cachexie morbide ne sont autre chose qu'un sang âcre, vicié, *conséquence d'une contagion, ou provenant de naissance*. Chez ces personnes, le moindre coup, la moindre percussion, sur le sein par exemple, déterminent un peu de douleur suivie d'un léger engorgement qui ne se dissout pas ; le contraire a constamment lieu pour une personne saine. Cet engorgement est produit, dans ce cas, par une atonie spéciale des vaisseaux absorbants, qui ne peuvent plus remplir ou ne remplissent que très-imparfaitement leurs fonctions. La partie séreuse, étant à peu près la seule qui soit résorbée, l'albumine, la gélatine restent et forment le noyau d'une nouvelle substance, d'une apparence homogène, mais de densité et de couleur différentes selon l'organe, selon le tissu, selon la région affectée. Ce noyau peut rester long-temps stationnaire, spécialement aux testicules, au sein et au col de la matrice ; ce temps plus ou moins long est relatif au degré d'infection qui peut exister sur le malade ; mais tôt ou tard, ce centre de maladie, semblable à une graine qui se développe, subit une espèce de travail, de fermentation qui augmente son volume. Cette augmentation peut avoir lieu uniformément, et prendre une forme bosselée, sphérique ou

ovoïde. Comme elle peut s'étendre plus ou moins irrégulièrement, en s'irradiant, les tissus denses, serrés, tels que les testicules, le foie..... affectent la première forme. Les seins et les régions où il y a beaucoup de tissus cellulaires, affectent la forme irradiée.
Généralement cette forme de lésion est moins dense,
moins dure, moins serrée que la première; elle
peut pousser des racines au loin, particulièrement
aux seins, où des bandes d'apparence fibreuse blanchâtre, s'étendent jusque dans le creux de l'aisselle.
On remarque dans ce cas, que le centre de la partie
affectée offre un point plus ou moins considérable
d'un tissu dur, comme lardacé; d'autres fois ce centre
est ramolli et d'apparence céphaloïde.

Cette forme de composition se perd graduellement
de manière à ne plus offrir que des agglomérations,
de petits lobes réunis par un tissu cellulaire, dense,
serré; ce qui les a fait comparer par quelques auteurs
aux alvéoles d'une ruche à miel. Malgré cette différence de composition dans cet engorgement squirreux, cancéreux, chaque point, même le plus éloigné,
semblable à une racine vivace, dont on a coupé la
tige, repousse et devient plus terrible, plus dangereux que la tumeur entière, si dans une opération le
chirurgien en enlevant cette tumeur laisse la moindre
partie de ce tissu dégénéré.

Malgré qu'il n'y ait pas encore suppuration, des
élancements se font sentir; toute l'économie animale
semble s'affecter, l'effet moral est terrible. Toujours

inquiet, toujours tourmenté de l'avenir, irrésolu sur la manière, sur les ressources à employer pour se débarrasser de son mal, le malade adopte un moyen ; son impatience lui en fait prendre un autre. Si la marche du mal n'est pas arrêtée par un bon traitement dépuratif, la maladie fait des progrès, l'engorgement gagne la peau, contracte des adhérences avec elle ; celle-ci devient rouge, puis rouge jaunâtre ; une petite vésicule plate s'établit au centre, elle contient une sérosité non limpide, un peu jaune, ichoreuse, qui bientôt détruit l'épiderme, et ronge la peau ; le squirre alors est ulcéré, le cancer établi. Parvenu à ce degré, les ressources de l'art deviennent presque impuissantes, la lutte est inutile le champ est libre, et appartient au cancer qui s'irrite, s'exaspère, ronge davantage et s'étend par un stimulus quelconque. Les ressources sont impuissantes en ce que le cancer puise sa propriété destructive dans la nature des sécrétions des fluides exhalés qui de plus en plus deviennent d'une qualité, d'une nature mauvaise, corrosive, et, au lieu d'un bon travail d'élimination, comme dans un ulcère simple ou par perte de substance, au lieu d'avoir un bon pus albumineux, crémeux, on n'observe qu'une sérosité ichoreuse, brûlante, tellement corrosive, qu'elle attaque la peau saine quand elle découle dessus.

La nature ne peut plus rien contre un aussi mortel ennemi ; ce n'est plus qu'une question de temps pour mourir. La mort peut se prédire bien à l'avance,

les jours du malade se comptent ; les douleurs deviennent plus fortes, plus vives, les élancements sont
plus profonds. L'opium peut à peine calmer, des
points de gangrène s'établissent, ils acquièrent parfois le volume d'un œuf de pigeon, forment des trous
affreux, l'ulcère s'agrandit toujours, ses bords deviennent durs, s'élèvent, semblent se renverser, ils sont
très-inégaux, très-sensibles. La surface de l'ulcère est
aussi très-irrégulière, bosselée. Des points sont élevés, d'autres sont creux, ce n'est plus de la chair, c'est
un putrilage de couleur grise ici, brune à côté, sec,
dur dans un endroit, molasse dans un autre, d'un
aspect des plus dégoûtants, d'une odeur dangereuse
et des plus repoussantes. Toujours souffrir, toujours des douleurs, qui au lieu de se calmer deviennent incessantes, et le mal devient si fort, qu'il finit
par épuiser, par anéantir les facultés. Le pouls devient petit, fréquent ; les souffrances s'éteignent un
peu et n'apparaissent plus au malade que comme
un rêve, il n'a plus assez de forces, de vie, assez
de faculté pour les percevoir. Ses idées deviennent
incohérentes, la respiration cesse, et le corps n'est
plus qu'un affreux cadavre, chez lequel la mort
même n'a pu effacer la trace des souffrances. Cette
si cruelle maladie a cependant commencé par une
futilité de symptômes, qu'un simple traitement dépuratif aurait pu prévenir, tout en détruisant le
principe morbifique susceptible d'un semblable développement ; car sur vingt personnes qui meurent

de cancer; dix-neuf au moins se sont trouvées longtemps dans la possibilité de guérir. Mais nous avons
des habitudes d'imprévoyance incompréhensibles ;
nous sommes indifférents, nous bravons le mal, tant
que nous ne le voyons que dans un avenir lointain.
Puissent ces quelques lignes éclairer les malades chez
lesquels il y a encore quelques ressources.

Souvent le malade se trouve dans une semblable
situation, par trop de crédulité, par trop de confiance dans l'efficacité d'un remède annoncé, prôné
par tous les moyens possibles, comme devant guérir
des maladies contre lesquelles il est sans action.
Que de peines, que de maux, et combien il est coupable le médecin qui par un calcul vil, sordide,
expose ainsi ses clients à une semblable maladie, à
une si cruelle fin !

Le système nerveux peut aussi être très-affecté dans
les maladies syphilitiques secondaires, mais rarement
dans les primitives ; il arrive dans ce premier cas
que le malade, sans cause manifeste, souvent même
au sein de la prospérité, devient morose, taci-
turne, fuit la société, se plaint sans pouvoir alléguer
un motif réel. Quelques-uns perdent en partie leurs
facultés, se désespèrent et sont persuadés qu'ils deviennent fous ; d'autres s'effrayent d'un mal imaginaire qu'ils se figurent comme réel. Il y en a d'autres
qui, las de leur existence, cherchent à y mettre fin
et souvent réussissent. Cette faiblesse d'esprit, cette
aberration des facultés intellectuelles se rencontrent

Tristesse.

Manie.

fréquemment dans la société. Dans la plupart des cas, il reste assez de force et d'énergie morale pour que la personne affectée puisse cacher sa position à tous ceux qui l'environnent ; mais elle n'en souffre pas moins, et les efforts que souvent elle est obligée de faire pour cacher le désordre qui existe dans ses idées, sont inouis, incroyables, car une souffrance morale peut être supérieure et surpasser de beaucoup une douleur physique ; et pourtant, malgré ces considérations, en apparence si futiles, et si graves dans leurs résultats, il arrive presque constamment de ne tenir aucun compte d'une pareille situation ; on se contente de regarder le malade comme atteint d'une aliénation mentale. La cause paraît complétement inconnue, et cependant une si triste situation est susceptible de disparaître, et disparaît presque toujours par un traitement de un à trois mois, bien coordonné et ponctuellement suivi.

Il arrive quelquefois d'être consulté par des malades qui se plaignent d'engourdissement d'un ou plusieurs membres, de fourmillements et de picotements dans la partie engourdie. Il y a souvent difficulté d'agir et commencement de paralysie. Le malade n'offre cependant aucune apparence de congestion cérébrale ; les saignées, les sangsues n'apportent aucun soulagement aux maux de tête qui, dans ce cas, sont plus ou moins forts, continus et fixes. En questionnant bien la personne affectée, on acquiert la certitude que tous ces symptômes sont dus à la présence d'exostose au crâne ou à des engorgements, à des excroissances de la dure-mère, lesquelles, la plupart du temps, ne sont pas apparentes, et ne se reconnaissent que par la concomitance des symptômes existants. On déduit sans peine que ces affections ayant pour condition d'existence une augmentation de volume contre nature de la partie affectée, cette augmentation doit nécessairement comprimer le cerveau, ce qui explique tous les phénomènes détaillés ci-dessus. Ces cas sont graves, souvent mortels, ou longs à disparaître si la guérison a lieu.

Une plus longue description des symptômes syphilitiques primitifs ou secondaires me forcerait à dépasser les bornes que je me suis prescrites. Je la termine donc ici ; je l'ai mise, autant que possible, à la portée des gens du monde ; puisse cet ouvrage leur être utile et profitable !

FIN.

FORMULE

DE L'ANTIPSOROSYPHILIDE,

ou

PRÉSERVATIF DU DOCTEUR TRONCIN,

CONTRE LA MALADIE VÉNÉRIENNE,

PRÉPARÉ PAR LEROY,

PHARMACIEN, RUE D'ANTIN, 13,

ET

DAUR, PHARMACIEN, RUE MÉNILMONTANT, 34.

Dans cette préparation, il entre des plantes qui ont des propriétés extraordinaires et peu connues ; plusieurs d'entre elles cependant ont déjà été signalées à diverses époques, à cause de leurs effets surprenants. L'*alismaplantago* a été donnée il y a quelques années, et se trouve préconisée aujourd'hui dans les provinces les plus éclairées de la Russie, comme guérissant constamment l'hydrophobie. Les racines de cette plante marécageuse, au moment où elles sont arrachées, exhalent une odeur de chlore par ; les tubercules conservent même longtemps cette odeur, et par leur division, laissent découler un suc laiteux gommo-résineux.

La *ciguë aquatique* contient une huile essentielle qui possède une vertu dépurative à un très-haut degré. Le produit de sa distillation exige d'être cohobé, afin d'être employé pour la composition de l'*antipsorosyphilide.*

L'*asclépias,* plante dont les vertus sont peu connues, est cependant très-énergique. Elle a une propriété hémostatique très-prononcée. Son eau distillée, prise à la dose de quelques cuillerées à bouche, arrête les hémorrhagies utérines et les hémoptysies qui jusque-là avaient résisté à une foule de moyens reconnus comme très-actifs.

L'eau hémostatique du chevalier Bellini ou Belloni, si connue à Naples et dans le royaume des Deux-Siciles, comme étant employée avec tant d'efficacité contre les flueurs blanches et contre toute hémorrhagie, excepté celle provenant des lésions des gros vaissaux, n'est autre chose *qu'une simple eau distillée d'asclépias.*

L'efficacité de cette eau hémostatique a été reconnue, constatée, après nombre d'expériences, par plusieurs de nos meilleurs médecins en chef des services médicaux les plus importants de la capitale.

La *verveine* est tellement efficace dans une foule de circonstances, que les peuples de l'antiquité la regardaient avec une sorte de vénération et comme un présent des dieux. Ils l'appelaient *herbe sacrée.*

Les autres substances sont plus ou moins connues, plus ou moins employées. Toutes exigent d'être en rapport ainsi qu'il suit : cet ordre est de rigueur.

Eau distillée de verveine. . . . . 1 litre.

— de racines d'asclépias. . . . . 1 *id.*

— de racines et de tubercules d'alismaplantago . . . . 1 *id.*

— de ciguë aquatique : feuilles, fleurs ,
graines. . . . . 1 *id.*

— de menthe poivrée en état de flo-
raison. . . . . 1 *id.*

Mêlez.

Faites passer, pendant une demi-heure, dans ces eaux distillées, un courant de chlore pur, au moyen de l'appareil de
Woulff.

Dissolvez deuto-chlorure de mercure . . . 48 grains.
Dans eau de Cologne . . . . 1 litre.
Ajoutez essence de menthe poivrée. . . . 20 gramm.
— — de bergamote . . . . . 20 gramm.
— huile d'aspic fine. . . . . . . 30 gramm.
Essence de citron . . . . 30 gramm.
Agitez fortement.
Ajoutez ensuite éther sulfurique . . . . 8 gramm.

Agitez de nouveau, et mêlez, toujours en agitant, avec la
réunion des eaux distillées ci-dessus.

Cette eau ainsi préparée, peut être considérée comme le
meilleur des cosmétiques ; elle ne détruit nullement la sensibilité de la peau ; *elle l'empêche de se rider*, son emploi donne
une sensation de fraîcheur infiniment agréable. *Elle n'est jamais nuisible.* Elle est dépurative à un tel degré, qu'elle peut,
étant employée seule, détruire les cas les plus invétérés. Dans
les maladies récentes, employée en lotions et en frictions, elle
ne manque jamais son effet, sur les femmes surtout.

Cette eau, ainsi composée est, comme on le voit, d'une longue et difficile préparation; c'est pour ces raisons que je ne puis
répondre de l'efficacité que de celle qui aura été préparée par
un pharmacien qui m'aura préalablement représenté toutes
les substances qui la composent. Alors seulement, ma signature apposée sur l'étiquette en constatera l'exactitude et l'efficacité.

ERRATA.

Chapitre III, *au lieu* de Du virus, *lisez* : Des virus en général.
Page 139, au renvoie, *au lieu de* à la fin de ce chapitre, *lisez* : à la fin de l'ouvrage.

TABLE

FIN DE LA TABLE.

PARIS. — Imp. de Wittersheim, 8, rue Montmorency.

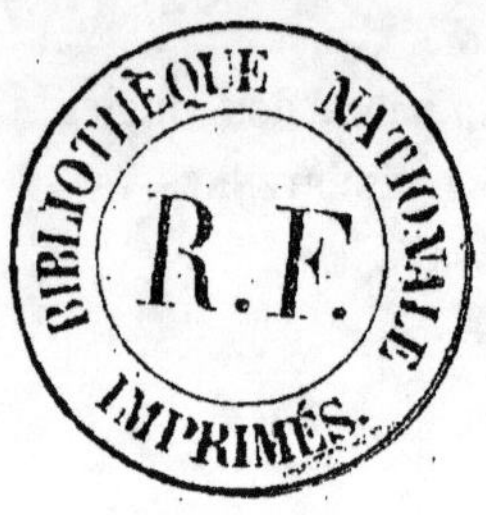